病気は治ったもの勝ち！

副作用ゼロのエネルギー医学

病気の背景には
電磁波と地磁気がある

永野剛造
丸山修寛

静風社

はじめに

21世紀はエネルギー医学の時代

「病は気から」という言葉はよく知られていますが、病を気＝エネルギーのかかわりからアプローチし、患者さんの治療をしている二人のお医者さんがいます。

一人は、東京都渋谷区にある永野医院院長、永野剛造先生。独自のエネルギー測定器を駆使して患者さんのエネルギー体を測定し、さまざまな治療法でエネルギーレベルを高めて血液検査で確認しながら治癒へ向かわせます。

もう一人は、宮城県仙台市にある丸山アレルギークリニック院長、丸山修寛先生。生命空間を第三の目（内なる目、松果眼）でとらえ化学的検査で確認しながら診断し、生体エネルギーの乱れを整えるさまざまな治療法で治癒へ向かわせます。

二人のお医者さんの西洋医学や東洋医学の常識を超えて行う治療法は、化学薬剤を使用した西洋医学の治療法とは異なるものです。とても変わっているように思えますが、患者さんの病を治そうと、真剣に取り組んだ結果、行きついた治療法です。

二人とも西洋医学を全面的に否定しているわけではなく、血液検査や尿検査、レントゲンなどの科学的な検査結果を客観的に判断しながら治療にあたっています。それゆえに、変わっているというだけではとらえることはできません。

一般的なお医者さんと異なっているのは、病になる原因を肉体的な面にだけあると考えるのではなく、精神的な面などをエネルギーの流れや生命空間からとらえて考え、人間の大本から治そうとするものです。

今やアメリカでは、健康の定義は「健康とは身体的・精神的・霊的・社会的に十分満足すべき力動的な状態をいい、単に疾病や障害のないことではない」という広義なものになろうとしています。

人間を身体性・精神性・霊性の統合体として体の仕組みをエネルギーという原点から追い求めたエネルギー医学、生命空間からとらえた生命空間医学は、医療の転換期に登場した治療法、まさに現代医学が見逃していた治療法です。

詳細な検査や化学的な治療法、高度な外科手術が開発され進化の一途をたどりながらもがんや原因不明の難病が増え続ける中で、救世主の役割を果たしてくれるものなのかもしれません。どんな治療法でも、病気はとにかく治ったもの勝ちです。

2015年8月

編集部

エネルギー体を測定して診察する「変わったお医者さん」

永野剛造

　1992年、東京の渋谷区幡ヶ谷に永野医院を開業して、かれこれ20年経ちました。その間、保険診療でやってきましたが、2012年4月から保険診療をやめ、自由診療で患者さんの生命エネルギー（気）と取り組む専門のクリニックとして再出発しました。従来の保険診療から離れることは相当な覚悟が必要でしたが、薬を使わない医療を目指すからには、保険診療をやめるしかないと考えたのです。

なぜ、このような考えになったか不思議に思われるかもしれません。

16年ほど前に自律神経免疫治療、「自律神経を整えると薬を使わなくても、病気が自然に治る」という考え方と出合いました。この理論は新潟大学名誉教授の安保徹先生と故福田稔先生が確立したもので、自律神経と白血球は連動していて、自律神経の偏りを正常にすると免疫力が上がり、多くの病が自然に治るというすばらしい理論です。自律神経のバランスは、白血球の割合をみれば、とても簡単に、そして正確にわかるのです。この理論が普及し病気にならない生き方を知ってもらうことを願っています。

私はこの考え方に惚れ込んで日本自律神経免疫治療研究会の理事を務めてきました。数年前、この研究会の会長を任されてから、保険診療併用では研究会の責任者として不適格と考えて、一大決心のもとに保険医療機関の登録を中止したのです。

薬を使わない、体に負担をかけない医療を目指すと、心の影響力がどれだけ大きいかがはっきりと見えてきます。

病気は、生命エネルギーの停滞や漏れ、枯渇、異常などから起こり、気の滞りが「病気」になり、やがて体にまで及び「病体」になり、発症していると考えています。ですから生命エネルギーを高め強固にする、滞りをなくす、修正する治療法を駆使することで、患者さんの免疫力が高まり、脱毛症も、イボも、アトピー性皮膚炎も、潰瘍性大腸炎やがんなどの病も治癒に向かっていきます。周りの人からみると、きっと変わったお医者さんなのかもしれません。

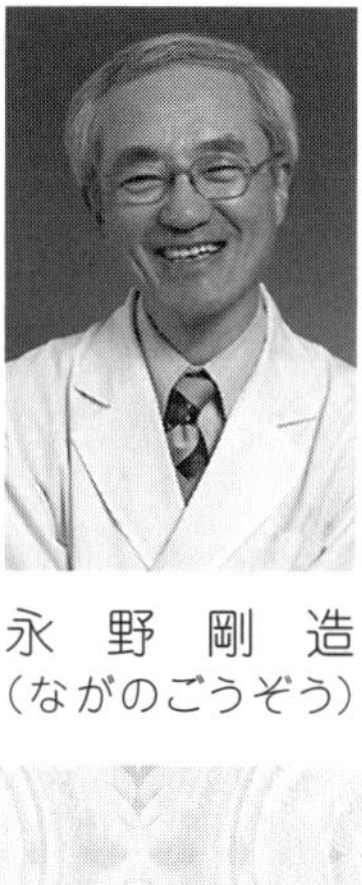

永 野 剛 造
（ながのごうぞう）

プロフィール
1950年東京都生まれ。永野医院院長。医学博士。日本自律神経免疫治療研究会会長。1975年東京慈恵会医科大学医学部卒業。1977年同大学麻酔科入局。1984年富士中央病院麻酔科部長。1987年東京慈恵会医科大学皮膚科入局。1992年永野医院を開業し現在に至る。エネルギー測定を自分なりに工夫し患者さんのエネルギーを測定できるようにし、円形脱毛やアトピー性皮膚炎、脳梗塞の後遺症などに自律神経免疫療法、波動療法、交流磁気療法、頭皮針療法、熱刺激療法などのエネルギー療法、独自の思考法、サプリメントなど、さまざまなエネルギー医学を実践し、治療実績をあげている。

永野医院
東京都渋谷区幡ヶ谷2-6-5
TEL:03-5371-0386　http://www.nagano-hosp.com

永野医院の免疫エネルギー治療

エネルギー体を測定 P96

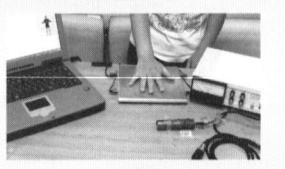

測定器（アキュプロV）で患者さんのエネルギー状態を測定。エネルギーは6段階にわかれて、その人の気の状態がわかる。

1. 病　人
2. 半病人（未病）
3. 普通の人（ほとんどの人があてはまる）
4. 元気な人 GOOD
5. とても元気な人（元気な子ども） HIGH
6. メチャクチャ元気な人（アスリート） SUPER

現代医学の領域

白血球分画検査でチェック P36

免疫を担っている白血球の総数、その中のリンパ球と顆粒球の数や割合をみて診断する。リンパ球の割合が高い人ほど短期間で治癒にむかう。

健康な状態

リンパ球数：2000個/mm^3以上
リンパ球：35〜41%
顆粒球：60%以下
白血球数：3000〜7000/mm^3

正常な範囲内でも病気の人は、エネルギーの停滞や心に問題を抱えている。

治療方針

1、さまざまな治療法によってエネルギー体の滞りの解消、補充、ゆがみの修正。2、自律神経免疫治療で免疫のバランスを整える。3、心の問題を解決する。

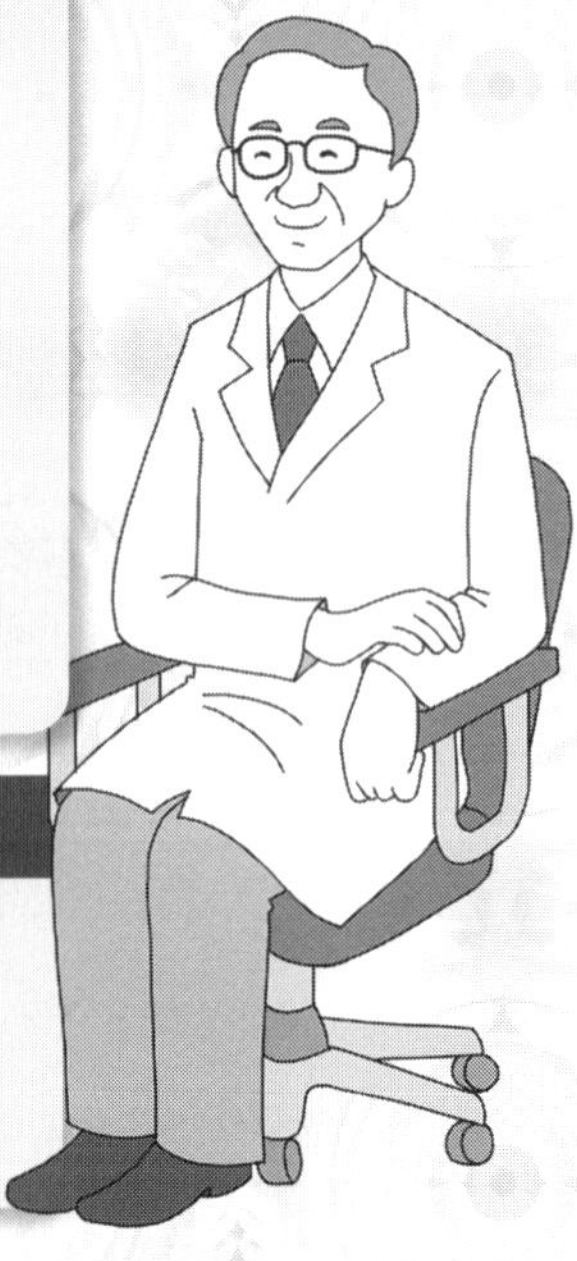

交流磁気療法 P68

1週間に1回、重篤な人は2回、松果体に交流磁気をあてながら交流磁気ベッドで20分間休む。遠隔地の患者さんには磁気療法のレンタルも行っている。

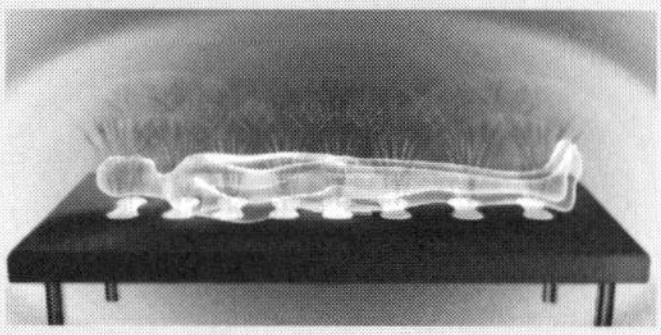

交流磁気ベッド

つむじ療法 P118

磁気針を使ってつむじから気を体全体に行き渡らせる。

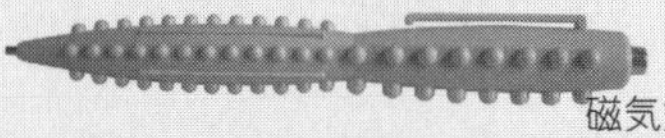

磁気針

ミネラルボール P72

水道水の中に8時間つけておくだけで高エネルギー水ができる。体は70%が水分でできているため、エネルギーの高い水をとることが健康の秘訣。

サプリメント他 P106

微生物の生成物が体内を浄化し、炎症を抑える微生物酵素。

永野式プラス思考 P192

感情よりもまずプラス行動、永野式プラス思考はエネルギーを高める最高の方法。

波動水療法 P100

高いエネルギーを持つ天然水に、修復する波動や浄化する波動を転写した患者さん専用の水薬。バッチフラワーコードを転写し心のマイナス波動を打ち消す水薬もある。エネルギーを壊さないよう冷蔵庫に保管し、1日1回20ccを5回ほどよく振って飲む。

足湯療法

360度にまで熱してエネルギーを高めた温泉水を蒸発させたサラサラの蒸気を足に噴霧。冷えを芯からとる。

熱刺激療法 P112

アチチというほどの注熱により自律神経のバランスを整え免疫力を高める。

エネルギー体を第三の目で診察する「不思議なお医者さん」

丸山修寛

１９９８年宮城県仙台市で循環器、呼吸器、アレルギー疾患の専門医として開院し、以来、患者さんの治療を行っています。毎日１００人以上の患者さんが来院し一人の患者さんにかけられる時間は3分間ほどです。なかなかじっくり患者さんと話をする時間はありません。

20年ぐらい前から患者さんのエネルギー体を第三の目で見ることができるようになりました。ときにMRIで見つけられないものまでも見つけることがあります。体のどこに問題があり、何が原因かを見極められるようになり、おかげでたくさんの患者さんを診察できるようになりました。

クリニックでは、現代医学とともに独自の癒しや治療法を行っています。

①環境にある人工電磁波や人体そのものの持つ生体電場、生体磁場に働きかけて病気を治す。

生活環境や住環境にあふれる人体に有害な人工電磁波を人体に有益な電磁波に変換す

る方法。体中を流れる生体電流の流れを正常化する方法。人体が持つ生体磁場（生体磁気）を正常レベルにまで回復させる方法。

②人体が持つ生命場を使って病気を治す。

生命エネルギーを空間から取り入れるための生命場を正しい形態に戻すことによって、人が生命エネルギーを十分に受け取れるようにする方法。

③意識を使って病気という自分が望まない現実を変化させる方法や、神癒によって病気を治す。ハフリ、岩戸開き、交叉法、俯瞰法などを使う方法。

自分だけの喜びは、どんなに頑張っても、たかが一人分ですが、患者さんをはじめ、自分以外の人も幸せにすれば、喜びも人数分になり無限大まで喜べます。患者さんの病気が良くなることが私の喜びです。

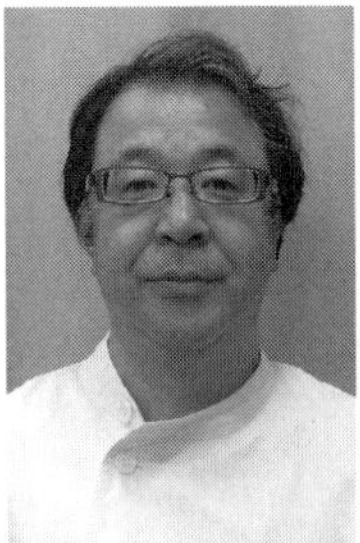

丸　山　修　寛
（まるやまのぶひろ）

プロフィール
1958年兵庫県生まれ。医療法人社団　丸山アレルギークリニック理事長。医学博士。1984年山形大学医学部卒業。東北大学病院第一内科勤務、1997年仙台徳州会病院を経て，1998年宮城県仙台市に丸山アレルギークリニック（アレルギー科・呼吸器科・循環器科・リウマチ科・糖尿病科・自律神経失調症科）を開院。東洋医学と西洋医学に、波動や音叉療法、ビタミン療法、カラーセラピー、音楽療法、レーザー療法、交流磁気療法、遠赤外線療法などの最先端医療を積極的にとり入れ治療を行う。電磁波を有益なものに変える炭コイル、電磁波除去シート、電気コンセントを使い電子を還元する電気コンセント療法、地磁気を補うチップやシートなど、治療のためのグッズを開発している。

医療法人社団　丸山アレルギークリニック
宮城県仙台市太白区あすと長町4丁目2-10
TEL:022-304-1191　http://maru-all.com/

丸山アレルギークリニックの治療

エネルギー体の診断

P22

第三の目で患者さんのエネルギー体を確認する。カルテを見ただけで患者さんのエネルギー状態を把握できる。がんのエネルギーはトゲトゲした状態に、細菌やウイルスの臓器感染、顎関節のずれから始まる体のゆがみも把握することができる。なかにはMRIで確認できなかったことまでわかる場合がある。

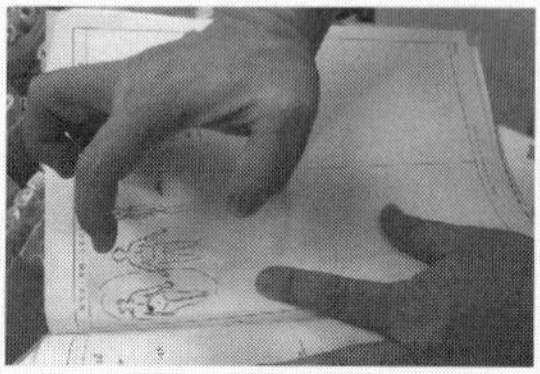

カルテ

患者さんのカルテに記入されるエネルギーの状態。血液検査や尿検査、レントゲン撮影でも状態を再確認する。

血液、尿、レントゲンなどの検査

エネルギー体の状態によって必要な検査を的確に実施。血液検査、尿検査、ゆがみはレントゲン撮影などによって体内の状態を確認する。

O-リングテストで選択

P162

診察室のデスクの上に置かれているO-リングテスト用の薬剤。第三の目によって瞬時に患者さんに必要な漢方薬などを見極める。患者さんに薬剤を持ってもらい、パワーが出ることを確認して処方。

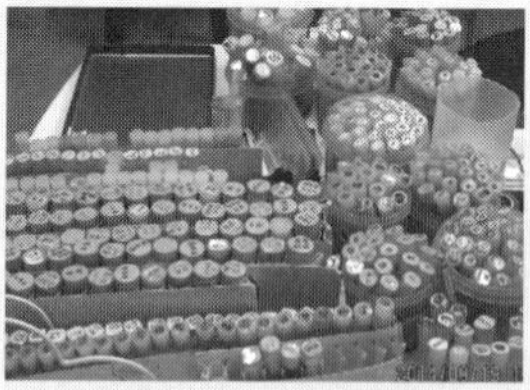

治療方針

1、生活環境の有害電磁波を除去する。患部の電磁波障害、患部に蓄積する過剰な静電気の除去。
2、電子を付加する。3、地磁気を補充する。

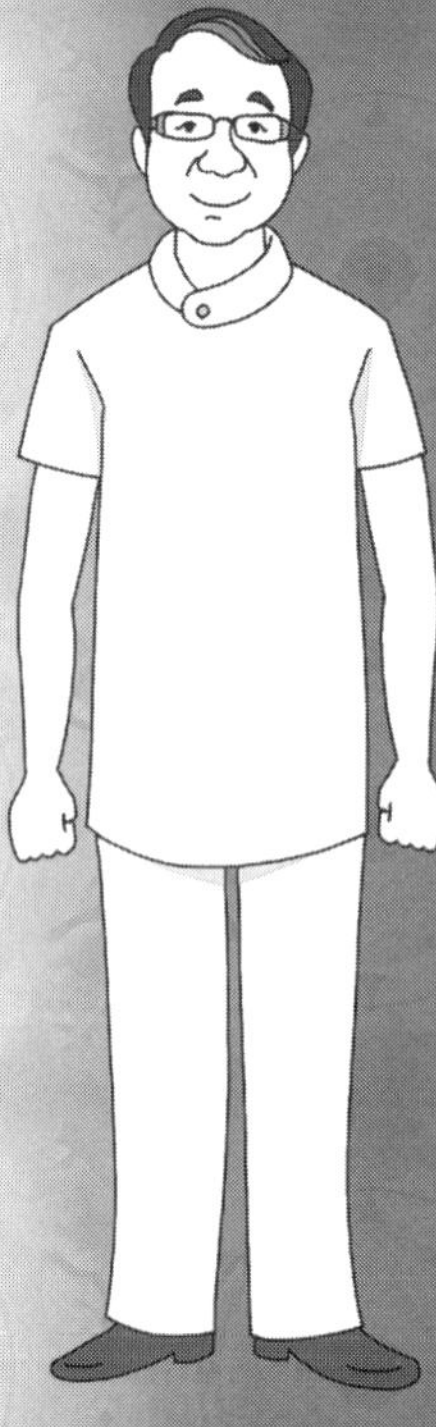

地磁気増強対策 P158

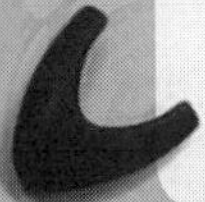

地磁気と同じ磁力、そのゆらぎをも再現し、自然と同じ作用をするシートを使う。お風呂に入れると、地磁気と同じ磁気力にする地磁気パットで地磁気を補う。患部に貼りつけてもよい。

色や音、図形を使用 P46

特別に選ばれた色の紙を貼って改善させるカラー療法。周波数の乱れを音叉により改善させる音叉療法。図形を使って生命空間を整える療法。

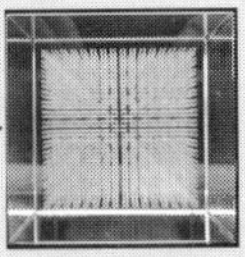

がんの治療法 P149・P168

患者さんと一緒にがんを治すための治療は、さまざまな治療法を組み合わせ、駆使する。

アトピー性皮膚炎の治療法 P150

３つの基本治療は、①保湿②アレルギー対策③原因と悪化因子を特定し取り除く。住環境、皮膚、内臓からアプローチする。

ハフリ、岩戸開き、交叉法 P174

人が持っている自然治癒力を開く医学の常識を超えた方法。

俯瞰法 P188

意識を使って治す方法。

電磁波除去対策 P156

室内の電磁波環境を整えるために、電気コンセントとブレーカーに炭コイルを貼る。

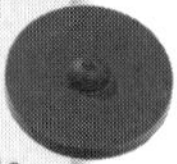

体に電磁波ブロッカーをつける。単独でもがんの痛みを消すことができ、末期がんが消える場合がある。がんが電磁波や静電気で成長するタイプの電磁波がんには、著効を示す。電磁波ブロッカーは、二本の特殊な金属が網目状に織り込んである電線を交叉させ磁場を確実に消失させる。患部に貼ったり体に巻いて使うと、ほとんどの人が、体が温まり、汗をかく。自己免疫力を取り戻した証拠である。

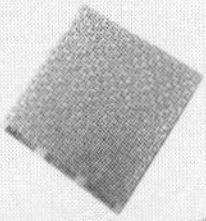

電気コンセント療法 P173

電気コンセントに延長コードをつなぎ有害電磁波を利用し、生体に必要な電子を供給する。延長コードの電磁波が出ている部分に特殊な電子基板でつくったフィルターを装着、その上に三次元コイル（有害電磁波を三次元のすべての方向で削除）をつける。さらに、同極同士をつないだ磁石を装着し、その周りを磁場のノイズを消すケーブルで巻く。すると、有害電磁波は有益な電子を供給する装置に変換される。高価な電子供給機器よりも効果が高い。

目次

第2章

第3章

第4章

治療の実態　永野医院

第5章

治療の実態　丸山アレルギークリニック　丸山修寛 …… 139

第6章

病とつきあう方法 183

第1章

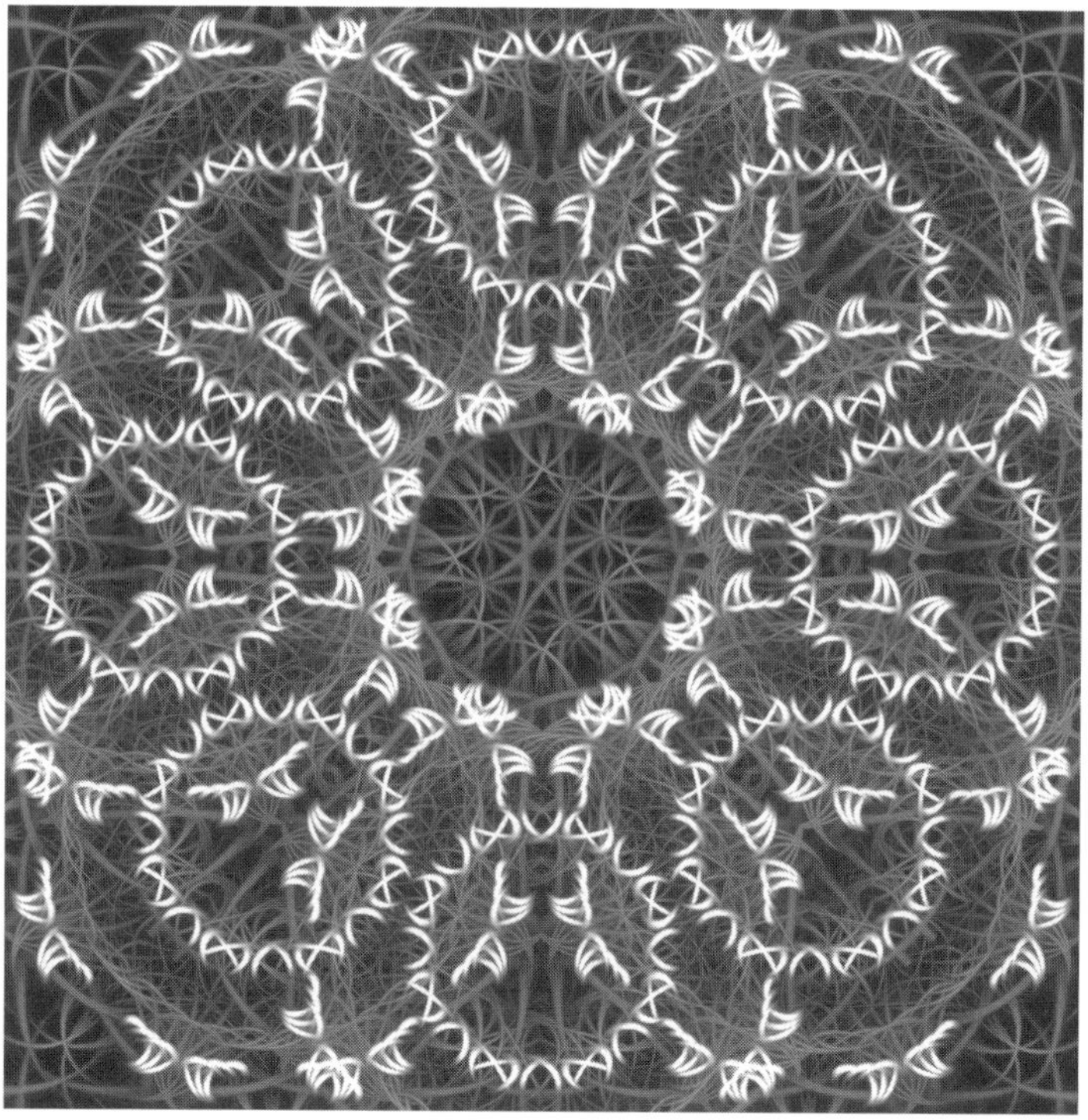

病気とエネルギー

病気の発症にはエネルギーの
乱れや低下が
深くかかわっています

病気は「気＝エネルギー」の低下から

永野剛造

現在、気＝エネルギーの思想を医学的に取り入れているのは、東洋医学です。「気」の思想は、中国から文字と一緒に日本にもたらされ、「気」に関する言葉は「気心」「気位」「殺気」「天気」「風囲気」「不気味」「無邪気」など数多くあります。

東洋医学では、「気」には、5つの働き（左上図）があり、体に14ある経絡と呼ばれる道から六臓六腑に通じていると考えられています。経絡のポイントにはツボがあり気の流れを調節しています。気が経絡を正常に流れているうちは健康ですが、どこかに停帯が起こると、「気の留滞」が生まれ体調が崩れると考えられています。

鍼灸では、ツボを刺激して気をうまく流れるようにすれば、体の機能が回復し病気は自然に治ると考えられています。望診、聞診、問診、切診の「四診法」による基本的な診察から八綱弁証（表・裏・寒・熱・虚・実・陰・陽）の方法論にもとづいて「証」をつかむ、とても精密な診断法で肉体の異常を観察して、気の状態を見極め治療法を決めていきます。肉体からの情報を頼りに気の滞りを解消していきます。昔の人は経験的に

エネルギー（気）の5つの働き

1 推動作用

血液やリンパ液を押し動かし臓器を働かせ体の成長を促す。

2 気化作用（排泄と変化）

汗を出し体温を維持し、余分な水分を尿として排泄する。栄養分やエネルギーを他のものに変化させる。

3 固摂《こせつ》作用

血液が血管から出ないように防ぎ、汗や尿などの体液の量を調節する。

4 温煦《おんく》作用

組織や内臓を温めて体温を一定に維持する。

5 防御作用

体表面を被い外部から邪気が入らないようにし、バリアの役割をする。

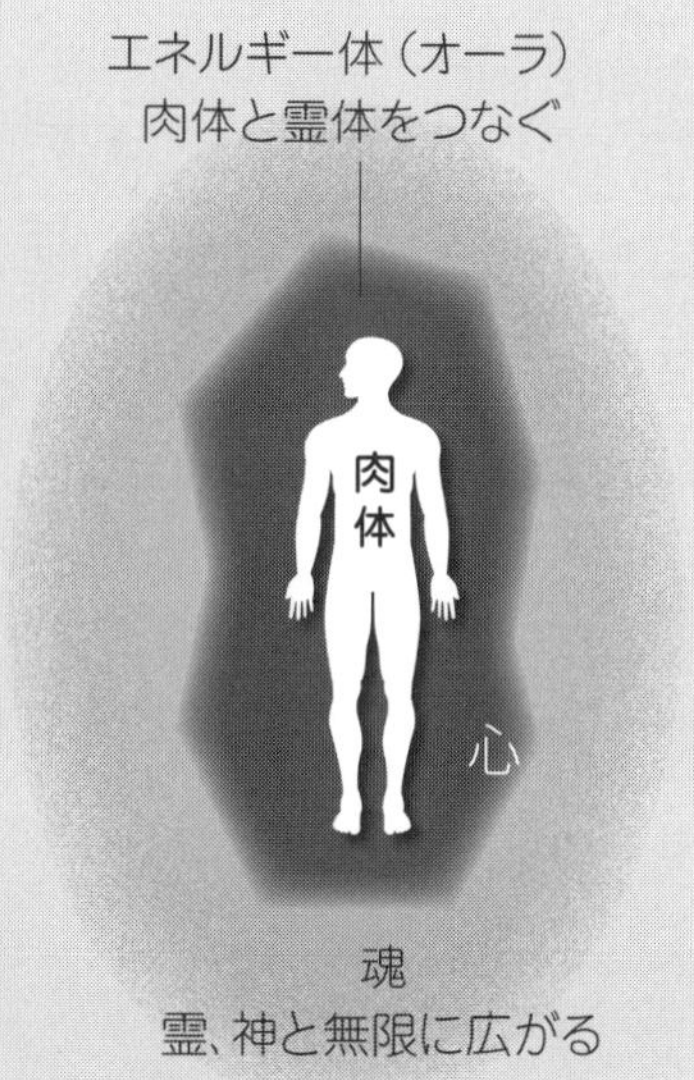

病気は、エネルギー体のゆがみ、留滞、漏れ、枯渇に原因がある。

気の存在を理解し気の流れを学びとっていたわけです。

気とは、その人特有のエネルギーのことで、エネルギー体＝オーラと同じものです。

「病気」という言葉は、気が病んでいるエネルギー体の病気を示すものでした。気を考えずに治療する西洋医学は、本当は「病体」の医療と呼ぶのが正しいのですが、いつのまにか西洋医学でも使われ間違いの元になっています。

病気は、エネルギー体のトラブルによる「病気」と体のトラブルによる「病体」があり、両者があいまって起こっています。病気の始まりや進行にかかわっているのはエネルギー体の気です。そのエネルギー体の代表は心です。心とは「あるけどない、ないけどある」実態の無い、つかみようのないものです。心が肉体と反対の方向に広がると、魂、霊、神など無限大に広がります。反対に心は肉体に表れると感情として認識されます。ですから感情という視点でとらえると、エネルギーの状態がみえてきます。

怒り、憎しみ、恐怖、不安、憂うつ、心配、悲しみ、疑い、恨み、嫉妬、嫌悪感、劣等感などのマイナスの感情はストレスになり、長い間抱いていると、マイナスのエネルギーが蓄積し、やがてエネルギーの停滞、漏れ、枯渇、異常を引き起こし、病気を招いてしまいます。

どんなにさまざまなエネルギー治療で患者さんの肉体のエネルギーレベルを引き上げても、患者さんが心の中にマイナス感情を持つと、生命エネルギーが落ちてしまいます。

つまり、問題は肉体よりもエネルギー体にあるということです。

生命エネルギー＝気の低下は、患者さんの悪い顔色や低い平熱になって現れます。気の持つ働きの中でも大切なのは体温の維持です。

人間は、酸素や水、食べ物を体に取り入れて24時間エネルギーＡＴＰ（アデノシン三リン酸）をつくり続けています。生きるためには適度な体温が必要不可欠で、高過ぎても（42度以上で体のタンパク質が熱で凝固）、低過ぎても（直腸温が35度以下では低体温症）死に至ります。適度な体温は、36・5度付近（体内での深部体温約37度）です。この体温を維持できると、「細胞の中の発電所」といわれるミトコンドリア（一つの細胞の中に数百から数千個ある小器官）で、食べものから取り出した水素と呼吸によって取り入れた酸素とを反応させて効率よくエネルギーをつくり出すことができます。

体温も血液を通して酸素や栄養素と一緒に運ばれていきます。体温が低いとエネルギー生成効率ばかりでなく血流も悪くなるため、酸素や栄養素、免疫を担っている白血球までも体のすみずみにまで運ばれず、二酸化炭素や老廃物の回収もスムーズに行われません。また、体温が1度下がると、消化や代謝など、生命活動を手助けしている約5000種類の酵素の働きは50％、免疫力は35％も低下するといわれています。

結局、気の低下は体温にまで影響を及ぼし、新陳代謝や免疫力、生きる力までを低下させるのです。これは、子どもにもあてはまることで、エネルギーレベルが低い子どもは、病気にかかりやすく治りにくい、しょっちゅう病気をもらってきて、何となく元気がありません。大人でも子どもでもエネルギーを整えることはとても大切なことです。

必要不可欠な生命エネルギー

丸山修寛

人間は、脳や肉体などの物理的な存在だけではなく、体には生命エネルギーが存在しています。体は、単に水や栄養源の食べものだけを出し入れしているのではなく、大気や大地の生命エネルギーを体内に入れたり出したりしながら「いのち」を育んでいます。

体には、気やプラーナ（呼気）、精神的、霊的な生命エネルギーが流れ体を包み込むようにして体の外にまで循環しています。こうした生命エネルギーの流れがブロックされて悪くなったり止まったり阻害されて滞りや偏りが生じてくると、そこに不調や病が生じてきます。細胞や臓器に「いのち」を育んでいる生命エネルギーが行き渡らなくなるのですから、当然のことです。

ところが現代医学は、不調や障害のある臓器や器官を治すことを主な目標にしています。そのため、患者さんの中には、体の異常や不調な臓器を治療しても、健康にならない人がいます。症状が回復しないケースは、生命エネルギーが届いていない場合がほとんどです。どうしても生命エネルギーを供給しているネットワーク全体を修復することが必要になります。

人間が本当の健康を手に入れるには、体を生命エネルギーの場としてとらえ、生命エネルギーを正常化し、活性化していかなければなりません。

どうしたら生命エネルギーが不調や障害のある臓器に行き渡り、活き活きと働くようになるのでしょうか。

こうした考え方に基いて、心と体を健康な状態に戻していく、新しい治療法を常に模索し研究し続けてきました。追究し続けていくと、いつの頃からか、患者さんを第三の目で見ることができるようになり、生命エネルギーに滞りや偏りのあることがわかるようになりました。

生命エネルギーは、私たちの体の周囲70〜100㎝ほど外側の空間に、10個のプラポット（放射点）が立体的につながり、22本の見えないグリッド（生命エネルギーを取り囲む格子状のネットワーク形態場）が電磁場となって存在しています。

プラポットは生命エネルギーを取り入れる入り口です。人間はこのプラポットを使って、周囲の空間から生命エネルギーなどの情報を取り入れています。プラポットの活動が低下すると、オーラが変色したり欠けたりして見えます。すると、その部分と一致した部分の体に異常が起こっています。

グリッドが正しい形をしていれば、空間から十分な生命エネルギーを取り入れることができますが、ゆがみが生じると取り入れることができません。正常な形を取り戻すと、空間から十分な生命エネルギーを取り入れることができるようになり、病気や体調が改善したり運気があがったりすることがあります。

奇しくも、この生命エネルギー場のグリッドは、ユダヤの神秘思想、西洋密教で最高の叡智とされるカバラ神秘学で示されている生命の樹「セフィロト」（10個の球体とそれを結ぶ22本の小径の平面図）が立体になった形をしています。カバラでは、神はまず最初に10個の光球（セフィラ）を放射し宇宙を創造したといわれています。天に根を広げ、上から下へと地に枝を伸ばす生命の樹は、大本は、すべてを照らす太陽のような存在で万物の種子が天に宿ることを意味し、超越的な神の世界と人間の世界の神秘的・霊的な関係をイメージし、神の諸力、神の器、神の輝ける衣ともいわれています。

人間の生命エネルギーの場がセフィロトと同じような形をしているのは、深い意味があるに違いありません。いうなれば、神の衣をまとい、神の器の中や神が宿る神殿の中にいる神聖な存在が人間なのです。

生命エネルギー場

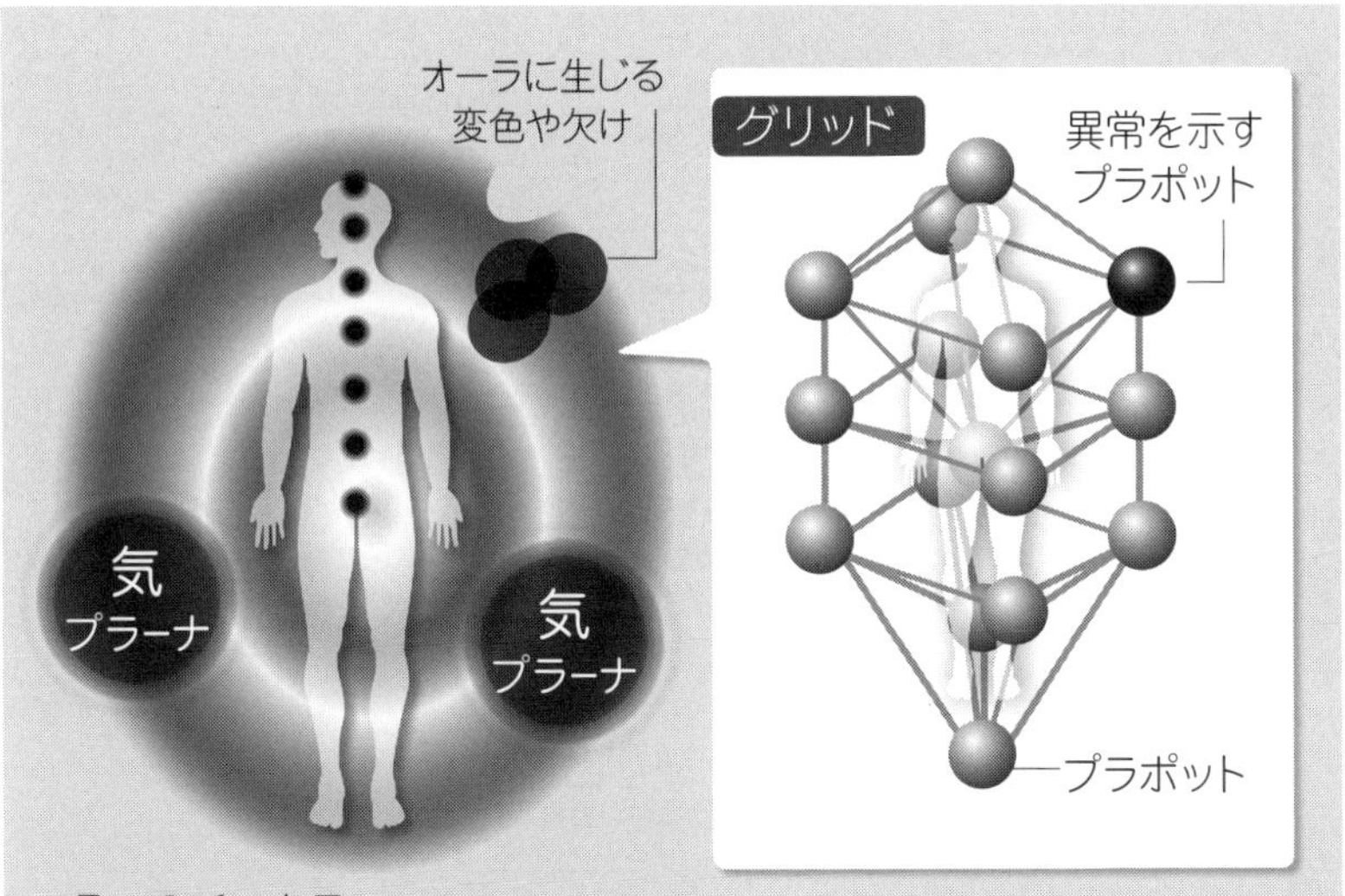

7つのチャクラ
(生命エネルギーの中枢部位)はオーラとつながっている。

ところが、神聖な存在である人間も、地球環境からの影響は避けられません。これまで地球から進化や成長のために欠かせない見えないエネルギーの恩恵を受けてきましたが、現在では、地球の磁気は減少し、予想もできないほど人工電磁波が増大し、地球の生態系や気候は大きな影響を受けています。こうした状況が、人間のプラポットの機能の低下や異常を起こす原因の一つになっています。その結果、細胞や臓器の生命エネルギーの乱れや低下を招き、正常に働かず、さまざまな病気や障害が現れはじめています。その影響は、はかりしれないほど大きく、まずはその環境を良い方向に変えていくことが大切です。

誰にでも平等な生命エネルギー

永野剛造

長い間、患者さんの治療に携わるうちに、「病気」と生命エネルギーは非常に密接な関係にあることを感じてきました。そこで、何とか患者さんに生命エネルギーを理解してもらうために、生命エネルギーがパイプを通して入ってくる話をしています。パイプの話をすると、患者さんが生命エネルギーを受け取るのも詰まらせるのもすべて自分自身にあることを理解しやすく、理解が進むと、なかなかエネルギーが高くならなかった難治性の病気の患者さんもエネルギーが改善していく驚きの効果があります。

生命エネルギーは地球上のあらゆる生命体に平等に与えられています。この気の源は、宇宙からの力、サムシンググレートにあります。宗教的には神、大日如来、大神とも呼ばれる根源的な力、偉大な力です。

私たち人間は、その力をほんの一部いただいて生かされています。人間という小さな実在に対して宇宙の力が流れ込んで生命力を与えてくれています。

エネルギーは宇宙から見えないパイプを通して何らかの形で肉体に入り込んでいま

生命エネルギーと人間の関係

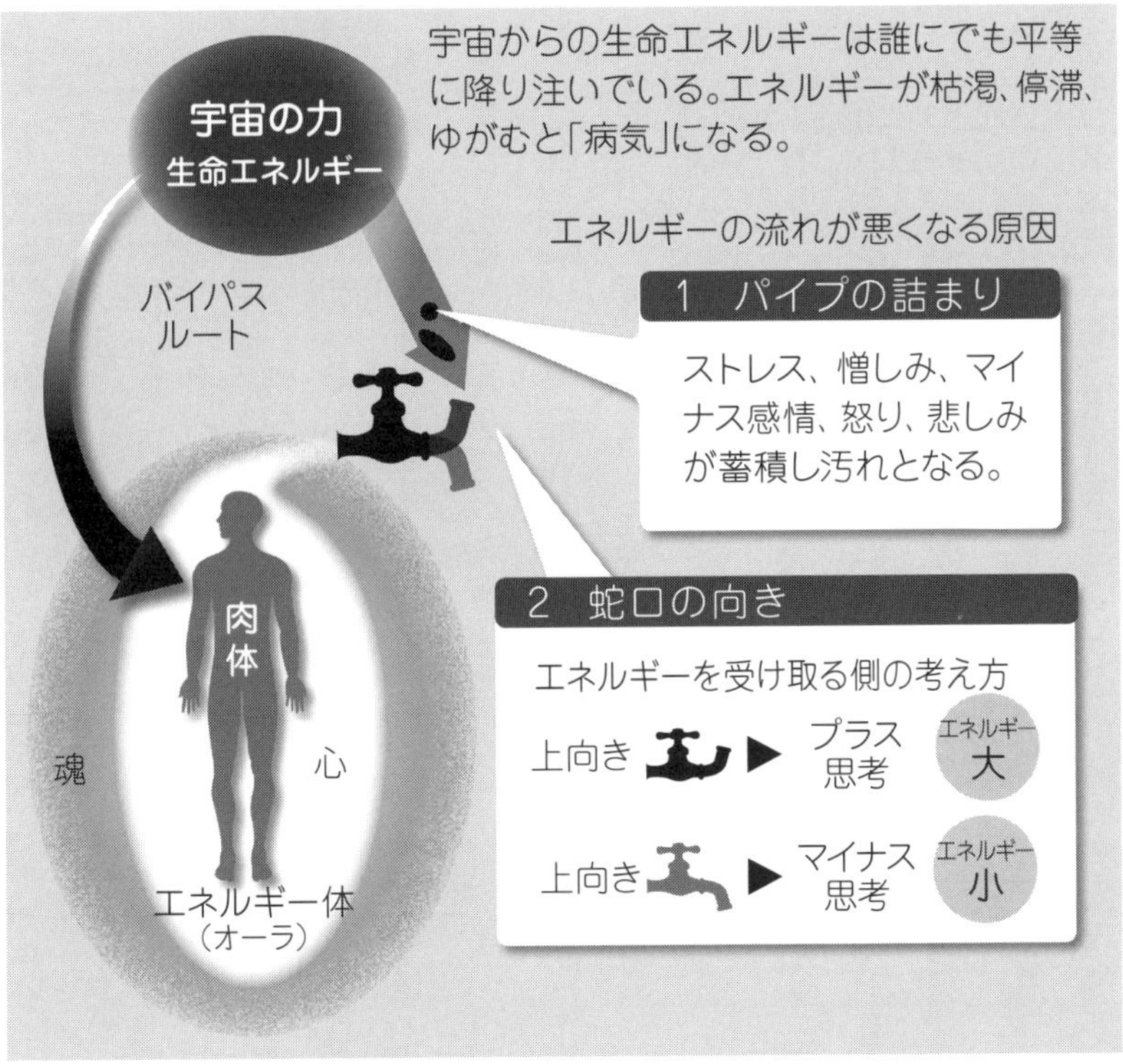

す。その流れが止まると死に至るので、必ず特殊な場合にのみ使われる別のバイパスが用意されています。入り込んだ宇宙からのエネルギーはエネルギー体（オーラ）になります。

自律神経免疫治療の考え方では、エネルギーは渦をまいてつむじから入り、いわば経絡という道筋を通って体中の重要臓器を巡り、地球に放出されると考えられています。エネルギーの入り込む過程がうまく働いている状態は元気です。しかし、どこかに滞りがあると流れは悪くなり「気の留滞」が起こり病気になってしまいます。

エネルギーの流れが悪くなる原因は、主に2つあります。

一つは、見えないパイプの中が汚れたり詰まったりした場合です。ストレスやマイナスの感情が潜在意識に蓄積されていくように、徐々にパイプの中にも蓄積し汚れていきます。まるで血管の中にコレステロールがたまり動脈硬化が進んでいくような状態です。

すると、生命エネルギーが悪くなりエネルギー体の異常が起こります。生命を維持するために必要な一定のエネルギーはあるけれども、全体としてエネルギー不足状態が続くと、体の弱い部分に異常が出やすくなります。たとえば、エネルギーが皮膚からもれるとアトピー性皮膚炎、大腸の中からもれると潰瘍性大腸炎、皮膚でのエネルギーの流れの停滞はイボに、頭皮におけるエネルギーの枯渇は脱毛症に、エネルギー体がゆがむとがんに、エネルギーがつまると慢性病が起こります。エネルギー体に異常が起こり、体の症状が出たときには「病体」で、西洋医学の対象となります。

もう一つは、エネルギーを受け取るパイプの蛇口が下向きの場合です。受け取る側の蛇口の向きは、その人の意識のあり方次第で上にも下にも向けられます。蛇口の上向きはプラス思考、蛇口の下向きはマイナス思考の状態です。

プラス思考のパイプは上から下にまっすぐピンと張っています。その代表は元気な子どもです。子どもは何のストレスもないので生命エネルギーがまっすぐに張ったパイプを通ってどんどん流れ込みます。マイナス思考のパイプは蛇口が下を向いているので、ダランとたれ下がった状態です。生命エネルギーはチョロチョロと湧き出るようにしか入らないので、なかなか勢いよく流れ込むことができません。

蛇口を上向きにしてプラス思考ができるようになると、パイプをピンと張れるので生命エネルギーは正常に戻り始めます。蛇口は魂とエネルギー体をつなぐ部分です。蛇口が上を向いていると、心とスピリチュアルなものが自然につながり、心のエネルギーは満たされてきます。また、徐々にマイナスの感情がなくなってくると、パイプの中の汚れた蓄積物もなくなっていきます。が、患者さんは気を病んでいる「病気」の人ですから、そう簡単にプラス思考にはなれません。もしできていれば簡単に病気は治っています。

病気は気の病、肉体ではなくエネルギー体の生命エネルギーの枯渇、漏洩、歪みや異常がある状態ですから、エネルギー体のエネルギーや体の免疫力を高め、正常にするさまざまな治療法を組み合わせています。医師の努めは、体とエネルギー体、そして考え方を正常に機能させるという真の治療を目指すことにあると確信しています。

生体電流の乱れで不調が始まる

丸山修寛

人間の体は、およそ60兆個の細胞から成り立っています。一つ一つの細胞は、内側にマイナスの電気、外側にはプラスの電気と、電位差をつくって電流を生じさせています。

これは生体電流と呼ばれ、100〜200μA前後の非常に微弱な電流です。この生体電流を使って体は、エネルギー源のATP（アデノシン三リン酸）の生成やタンパク質の合成を行ったり、脳の自律神経の活動、心臓の働きや呼吸、筋肉の働きや新陳代謝に至るまでのさまざまな生命活動を行っています。人間が生きていくうえで欠かすことのできないとても大切な電気が生体電流です。

生体電流は体中を駆けめぐって機能を調整する一種のエネルギー、東洋医学での「気」といえるものです。

自然治癒力には電気も関係していて、健康な人の場合は、たとえ生体電流が乱れた状態になっても、正常な細胞から「損傷電流」と呼ばれる10〜30μA程度のプラスの電流が流れ込んで正常な電位に戻すことができるため、細胞は元気になります。

生体電流が正常に流れている体は健康ですが、何らかの原因で細胞内外のプラスとマイナスの電気のバランスが崩れると、生体電流の乱れを生じてしまいます。

東洋医学では「気血が乱れると百病が生じる」といわれていますが、「気＝生体電流」の乱れは、あらゆる病気を生じさせるもとになります。

たとえば皮膚では、その表側と裏側につくられた電位差によって流れる一定の生体電流が情報伝達を行い、皮膚のバリア機能を保つように働いています。しかし生体電流が乱れると、プラスの電気を引き寄せやすくマイナスの電気を取り込みにくくなり、皮膚の電位差がなくなると、角質層はプラスの電気によって細胞と細胞が反発し隙間ができやすくなって保湿機能やバリア機能が低下します。これがアトピー性皮膚炎です。

そのほかプラスの電気が増えると、血液の中で酸素を運んでいる赤血球はくっついた塊になり末梢までの血流が届きにくくなるため、高血圧や脳梗塞、心筋梗塞など、血流が関係する病気になりやすくなります。さらに体内のカルシウム代謝（利用と排出）は早まり、血液中のビタミンCを消費する量が増えてしまいます。その結果、細胞内に老廃物を溜め、細胞の活動が低下し、コリや痛みなどの不調や精神的なストレス、慢性疲労を引き起こします。

生体電流が乱れる原因には、ストレスや睡眠不足、食生活の乱れ、運動不足などがありますが、やっかいなのが、携帯電話やパソコン、電化製品から出る静電気や電磁波です。

静電気は、電化製品にホコリが付着したり、人が金属に触れたときに「バチッ！」と放電したり、衣類がこすれあって発生したりする摩擦電気です。体内でも静電気は、呼吸をしても、心臓が鼓動しても、消化管を食べものが通っても、日常的に発生しています。

電磁波は常に動き回り、特に電位が低いほうへ目がけて動く動電気です。人間の体は電位が低いので、電気を発生するものに体が一部分でも触れていると、体に電気の負荷がかかり続けます。そして、静電誘導現象により静電気も発生し、体内にプラスの電気を増幅させて影響を及ぼします。長期間に及ぶと体内には静電気がたまってしまいます。

その昔、土の上をぞうりなどで歩いていた時代は、たまった静電気は自然に足から地面へと放電されていました。しかし、現代のようにプラスチックや化学繊維、電化製品が増え、靴をはいたままで土とふれない生活環境では、自然放電（アース）しづらくなり、よりいっそう静電気をため込みやすくなっています。

電磁波や静電気のたまりやすい部分は、体の弱っている部分や屈折している部分、くぼんだ部分、頸椎や顎関節のズレのある部分です。脳、頭蓋骨や副鼻腔などの空洞の中、

皮膚電流の乱れ

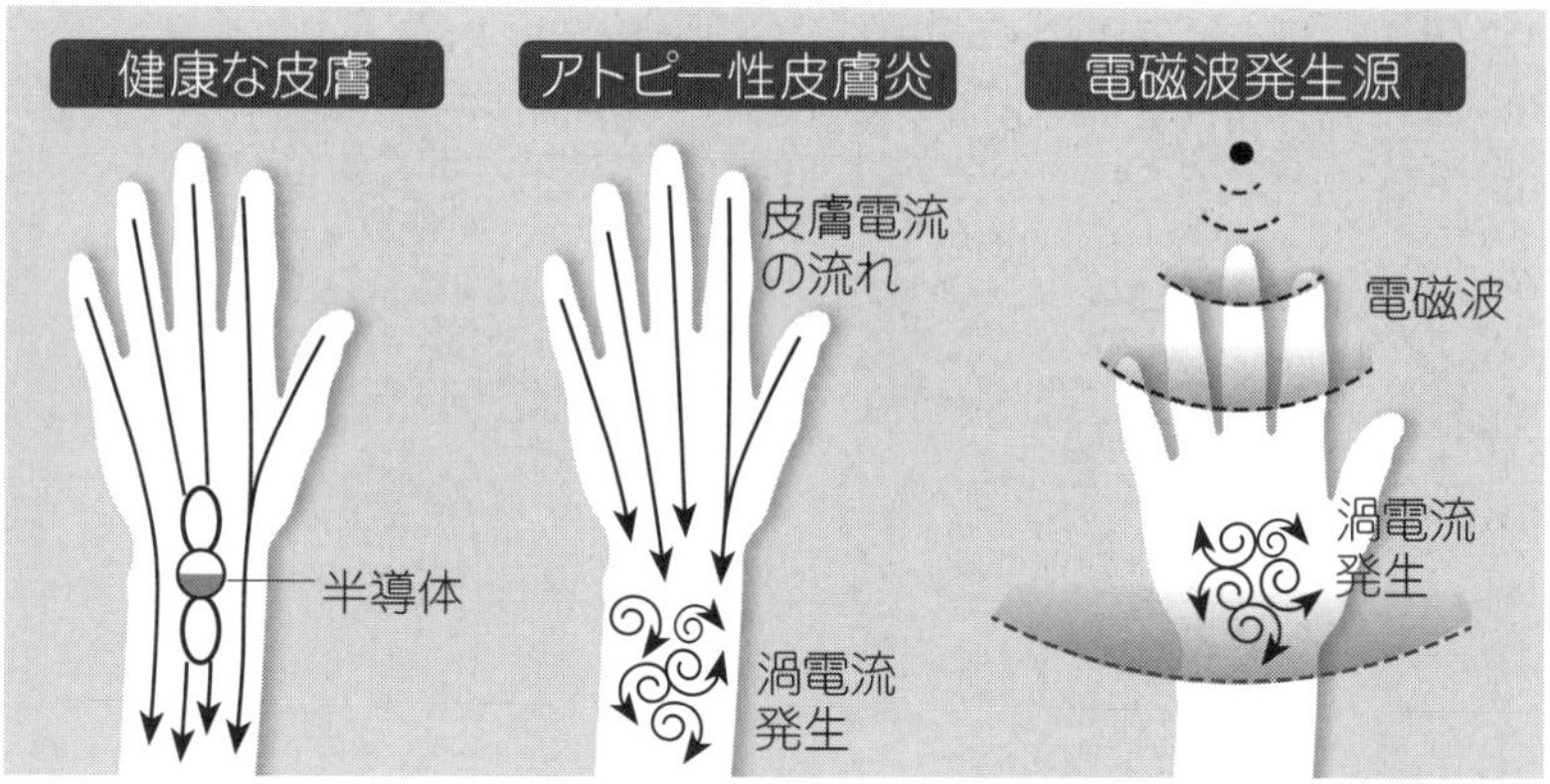

アトピー性皮膚炎はマイナス電子の不足が原因です。人工電磁波によって生体電流が乱され電子が消耗します。40歳前後から体液やその中の電解質なども減少し、生体電流の働きは衰えていきます。

脊髄神経（自律神経）に過剰にたまると、脳から皮膚へ、皮膚から脳へ情報が正しく伝わらなくなります。屈曲部であるひざ、足の三里、土踏まずなどにたまると、関節や筋肉に痛みが生じたり曲げたり伸ばしづらくなったりします。お椀型でへこんでいる目の網膜、のどぼとけにたまると、頭痛、肩こり、めまいなどの不調も起こり始めます。

やがてこの乱れは、肺や心臓、消化器官にまで及び、ぜんそくや不整脈、アトピー性皮膚炎などに影響を及ぼし，症状を悪化させる引き金にもなっていきます。

静電気や電磁波は、生体電流を乱し自律神経のバランスを崩し薬の効き目を悪くしますから、病気の人は特に生体電流を乱さない何らかの対策が必要です。

自律神経と免疫力の深いかかわり

永野剛造

体をコントロールしているのは、脳の脳幹の間脳視床下部に中枢を持つ自律神経です。自律神経は、人間が、体の外部からの影響に関係なく安定して生命活動を営めるように、体の内部環境（体温調節、血圧制御、ホルモン分泌、体液の浸透圧調整、免疫系など）を一定の範囲内に保っています。この機能は恒常性（ホメオスタシス）といいます。

自律神経は、内分泌系と免疫系と密接にかかわり、中心になって病気にならないように働いています。神経細胞が分泌する神経伝達物質、内分泌細胞が分泌するホルモン、免疫細胞が分泌するサイトカインは、共通するペプチド（小さなタンパク質分子）から成り立ち、その受容体までも共通しています。そのため、体の中では、すべてが連動して働くようになっています。

自律神経には、活動しているときに働く交感神経と、眠っているときや食べているとき、笑っているときに働く副交感神経があります。両者は、免疫力（体内への病原菌やウイルスなどの外敵の侵入を防いだり異常な細胞を除去したりする病気にならないための自己防衛機能、病気になっても自分で修復する機能）を担っている血液中の白血球（顆粒球とリンパ球）と深くかかわっています。

交感神経が過剰に働くと、免疫を担っている白血球の中の顆粒球が増えすぎ、副交感神経が過剰に働くと、今度は白血球の中のリンパ球が増え過ぎ、免疫力のバランスが乱れてしまいます。

本来、自律神経は常に揺れ動いていて、傾きがひどくなっても自然に戻ろうとしています。しかし、偏りすぎた生き方によってそのバランスが長期間にわたって乱れると、自律神経の偏りが戻らなくなり、恒常性を保てなくなって健康を崩してしまいます。

忙しさで無理を重ね続けたり、過剰なストレスがあると、体は交感神経を優位にして血管を収縮させ、常に緊張状態になります。緊張のしすぎで血流が悪くなり低体温になります。このとき増えすぎた顆粒球が放出した活性酸素によって粘膜が破壊され炎症系の病気になりやすくなります。

その反対に運動をしない、甘い食べものばかりを好み、楽をしすぎる生活ばかりでは、体は副交感神経を優位にして血管を拡張させ、常に緩んだ状態になります。緩みすぎて血流が悪くなり低体温になります。このとき増えすぎたリンパ球が、何にでも敏感に反応し、つくった抗体によって、アレルギー系の病気になりやすくなります。また、ストレスがかかると過敏な反応によって膠原病になりやすくなります。

リンパ球と顆粒球は互いに拮抗し自律神経と連動していますから、健康であるためには自律神経のバランスを保つことが大切です。

自律神経のバランスは、白血球分画検査という血液検査によって知ることができます。

これは血液を採るだけで、体の中の白血球のリンパ球と顆粒球の割合や数を把握でき、免疫力を把握できるシンプルな検査です。昔はどこの病院でも行われていましたが、現在は、腫瘍マーカーや細胞検査などの精密な検査によって詳細なデータをとることに重きがおかれ、白血球分画検査を行っていない病院もあります。

健康な人の白血球の数は、3000~7000個/ml、リンパ球の割合は35~41%、顆粒球は54~60%と一定のバランスを保っています。リンパ球の数は2000個/mlもあれば十分です。この範囲にあれば、「体」の病は治癒していくといっていいでしょう。

この考え方は、自律神経免疫理論（自律神経の白血球支配の法則）と呼ばれ、安保徹先生（新潟大学名誉教授）と故福田稔先生（元日本自律神経免疫治療研究会理事長）が、打ち立てたものです。多くの病の成り立ちを解明し、「自律神経を整えると薬を使わな

自律神経とエネルギーの関係から見る陰陽虚実

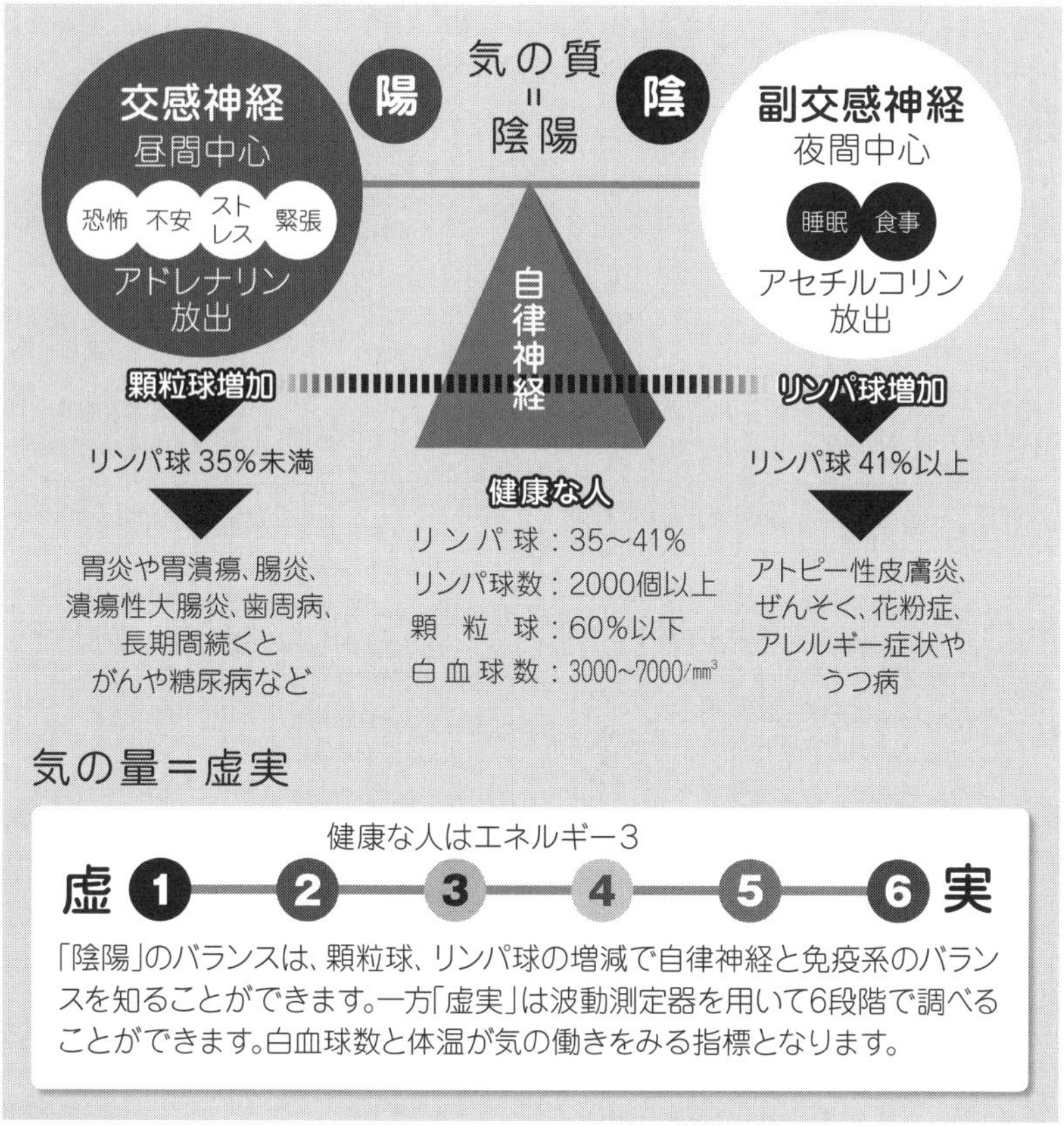

いでも病が自然に治る」という考え方です。

実際、エネルギー治療によって、患者さんの白血球の中のリンパ球と顆粒球のバランスは変化し正常になっていきます。リンパ球が正常の範囲内にある患者さんの場合、原因はエネルギーの停滞です。エネルギーの循環をよくすると、短期間で症状が治まり健康な状態に戻ります。体にはすばらしい力があります。

人間らしさのカギを握る前頭前野

丸山　修寛

人間の体の中で最も大事な部分は脳です。心臓と思われがちですが実は脳なのです。その構造からみてもわかるように心臓を守っているのは肋骨と肺ですが、脳はとても強固な頭蓋骨が周囲をヘルメットのように覆い、いかなる衝撃に対しても脳幹部が守られるようになっています。

脳幹部は脳のいちばん奥に位置し、呼吸や心臓の働き、体温調節などをコントロールし、人間の生命維持にかかわる最大の組織です。脳幹部に損傷を受けると生命そのものが失われてしまう大事な部分です。

脳幹部が大切なことに間違いはありませんが、人間が人間らしく社会の一員として生きていくために必要なのは、前頭前野です。前頭前野は大脳新皮質の前頭葉にあり、額のちょうど真裏に位置しています。脳の中で最も新しく、高度に進化した領域です。

人間の前頭前野は、前頭葉の中でも約30％を占めています。前頭前野の占める割合を他の動物と比較すると、もともとの脳の大きさの違いはありますが、チンパンジーで約

10％、犬は約7％、猫は約3・5％ですから、いかに人間では大きな割合を占めているかがわかります。これが人間ならではの特徴です。

前頭前野は脳全体の働きをコントロールする中枢で、脳の司令塔ともいえるべきものです。この領域はゆっくりと成熟し、20歳代になってようやく完成します。

記憶や学習したり、ものを考えたり判断したり、感情をコントロールしたりするときに働く、人間らしさをつくっている高次機能の部分です。「人の心」ともいえる部分です。

この前頭前野の血流が低下し働きが悪くなると、怒りやイライラを抑えることがむずかしくなり情緒不安定になり キレやすくなります。また、しぐさ、表情、声などから相手の心を読み取りにくくなり、コミュニケーションがうまくとれなくなってしまいます。うつは前頭前野の働きが低下している代表的な病気です。

前頭前野の働きを悪くさせる原因の一つにストレスがありますが、最も大きな原因は、テレビやパソコン、携帯電話などの電子機器を長時間使うことです。テレビは映像を見るだけ、パソコンや携帯電話ではゲームやメールのやりとりをするだけです。言葉を使う必要も会話をする必要もなく、コミュニケーションはまったく必要ありません。そのため、使っている脳はごく一部分だけで、全体を働かせてはいません。

しかも、電子機器から発生する電磁波は前頭前野に影響を及ぼしています。

実際に近遠赤外光を用いて前頭前野の16カ所で脳の血流量の変化を測定（ニルスによる測定）してみましたが、携帯電話を持ってメールをするだけでも瞬時に血流が低下していきます。メールやゲームでの長時間の使用は大きな影響を及ぼします。

さらに拍車をかけているのが、乱れた言葉を使うことです。

言葉がいろいろなものに影響を与えることは、話題にはなっていますが、脳の血流にどのような影響を与えているかについてはわかってはいません。

そこで携帯電話と同じように脳の血流量の変化を測定してみました。

試してみたのは、『ホ・オポノポノ』（ハレアカラ・ヒューレン博士）の潜在意識をクリーニング（浄化）されて人生が開けるという「ありがとう」「ごめんなさい」「許してください」「愛しています」という4つの言葉です。私自身、正直、こんな気恥ずかしい言葉をいっても何も起こるはずがないと、ずっと信じていませんでした。

ところが、実際やってみると、ものすごい変化が出ます。心の中で「ありがとう。愛しています」と思ったとたんに、脳の血流が上がります。

これは、動作でも同じで、タイの人が「コップクンクラップ、コップクンカー（ありがとう」というときの両手を合わせる合掌でも、脳の血流が上がってきます。

ありがとうのエネルギーはすごい力があります。

今度は、「ありがとう。愛しています」のまったく正反対の言葉「バカヤロウ」で試してみました。すると、「バカヤロウ」と心の中で思うだけで、脳血流が急激に下がります。「バカヤロウ」の言葉は大変な破壊力を持っています。

次は「バカヤロウ」の後に「ゴメン、さっきのはウソだよ」と謝り、「ありがとう」といってみましたが、脳の血流は上がらず、結局、元には戻りませんでした。

「バカヤロウ」の言葉は、ゲームや漫画で頻繁に出てきますが、脳が発展途上にある子どもが使い続けていくと、間違いなく脳の血流が低下し影響を受けていってしまうでしょう。人のことを「バカ」という人はもちろんですが、心の中で思うことが多い人も気をつけないと、脳の働きがうまく機能せずにやがて認知症になりかねません。

現在のように、人間関係が難しく子どもたちとのコミュニケーションがなかなかとりにくい背景には、電子機器の普及や言葉の乱れに原因があり、前頭前野の働きの低下によって人間らしさが失われ始めているからに違いありません。

すべてのものにある意識や波動

永野剛造

物理学では、宇宙の始まりは素粒子が爆発して膨らんでいったと考えられています（ビッグバン理論）。膨らんでいくときに、複数の素粒子がくっつき、陽子や中性子、中間子をつくり、その3つが原子核をつくり、原子に、そして、原子が集まり分子をつくり、植物、動物、最後には人間までもつくりあげました。生物ばかりでなく、すべてのものが無限大の時間の中で進化をとげてきたのです。

最初は一握りの素粒子でしかなかったものが、今では素晴らしい宇宙をつくりあげています。その本質からみると、人間も植物も空気や水も、その源はすべて同じ素粒子で、宇宙の意思に従って進歩し発展する方向へ、あらゆるものが幸せになる方向につくられてきたものです。ただ、それぞれ果たすべき役割が違っているにすぎません。

人間だけが意思を持っているかのごとき錯覚をしていますが、すべてのものに意思があり、それは、言葉ではなく固有の波動（周波数）になって伝えられています。

昔、テレビの番組の中で、植物に記憶や感知する能力、意識があることを実証する実験を見たことがあります。植物が自分の葉をちぎった犯人を探せるかというものです。植物にガルバノメーター（微弱電流計）をつないで実験を行っていました。植物の葉をちぎると、植物は悲鳴を出しているかのように電流を変化させ反応を示します。ちぎった犯人が植物の前を横切ると、さらに電流が変化し特有の反応を示します。これは、犯人が葉をちぎられてない植物の前を横切っても同じ反応を示します。つまり、植物は犯人を記憶していて、しかも植物同士での情報通信が波動で行われているということです。

また他の実験で、まな板の上にキャベツをのせて包丁で切ろうとすると、キャベツがまるで痛いとでもいうように電流を流し特有の反応を示します。ところが切る前にキャベツに「ありがとう」といって切ると、まったく反応を示しません。

こうした実験からも、地球上のすべてのものには、意識や波動があると考えることができます。人間だけが衰えていますが、動物も植物もすべてのものは、まわりの者が発する微妙な波動をキャッチできるセンサーを備えているのです。やさしい言葉や心地よい音楽などはもちろん、まったく見えない感情や思いまで、すべてのものが伝わります。

アキュプロVを使って試しましたが、食べ物に「ありがとう」「いただきます」と、言葉をかけるだけで、エネルギーレベルの低いものが、2段階も上がり味覚がおいしくなる変化が出ました。日本では、言葉には「言霊」という言葉の持つ力やエネルギーがあるといわれていますが、すべてのものが思いを感じとれるからでしょう。

必要なくなったものを処分するときにも「こんなものいらない」「じゃまだ」と衣類を捨てると、その波動がすべてに伝わり、ものから嫌われ恵まれない生活になるかもしれません。「ありがとう」「ごめんね」という言葉をかけることが大切です。

これは食事も同じで「いただきます」「ごちそうさま」と感謝する言葉が、体の中の不足している栄養素を補い合ってくれるのです。体にトラブルがあるときにも、体の部位や細胞に感謝をして症状がよくなった患者さんもいます。

体を構成している60兆の細胞や一つ一つの臓器も、それぞれが固有の波動を出しながら常に意識を持ち連動しあっています。体内で互いに微細なエネルギーの微調節を行い、成長や健康維持、発病のメカニズムにかかわっています。自分が内から出すマイナス感情の波動や外から受ける極微弱な波動の影響を受けて一つの細胞の波長が変化して不調やトラブルの原因になり、長期間に及ぶと、その影響は大きくなっていきます。

さまざまな波動に病気の原因があると考え、波動を修正するのが波動療法です。

日本では波動療法というだけで、眉唾なもの、本当に効果があるのだろうかと疑われています。しかし、欧米、なかでもドイツでは、医師や歯科医が2万台以上もの波動測定器を治療に活用し健康保険の対象になっています。

特に感情に作用する波動療法は、イギリスのエドワードバッチ博士が開発した「バッチフラワーレメディ」です。博士は、病気の予防法と治療法は、薬草、植物、樹木という自然の形で人間に与えられてきたものの中にあると考え、その天才的な感性により自然界の中にある個々の周波数を感じとり38種類のフラワーレメデイをつくりました。レメディの波動によってマイナス感情を打ち消して病気を治します。

バッチフラワーレメディのコードは、アキュプロVでも測定でき、患者さんの瞬間の心の状態を表しています。しかもマイナス感情を見つけ出しますから、患者さんが数日間の体験から起こったマイナス感情に気づくだけで問題の解決になることが多いのです。バッチフラワーレメディのコードを水に転写したバッチ波動水を患者さんに飲んでもらうと、瞬時に患者さんのマイナス感情はなくなりエネルギーが流れるようになります。エネルギーの流れを邪魔し「気の留滞」をつくっていたのは、マイナス感情なのです。

宇宙の意思は、あらゆるものが幸せになる方向、プラスの方向に流れています。その根幹は利他の心です。利他の心、プラス思考で生きると、すべてはうまく向かいます。

色や図形、音の持つパワー

丸山修寛

宇宙に存在するすべてのものには、それぞれ固有の波動があります。波動は振動であり周波数であり、そこにはすべての情報が含まれています。

体も一つ一つの細胞から波動を発していますが、病気になると、症状のある患部や原因となっている場所の波動が乱れます。この乱れに対して古代から色や図形、音が使われてきました。色や図形、音が持つ特有の波動の力を異常のある部分の波長に対し逆位相に働かせて平定化させ、病気の波動を打ち消し細胞や組織を正常な状態に戻すのです。これらの方法は、一時的に痛みが減少したり症状が緩和したりするだけの対症療法ではなく、波動が細胞や臓器に直接働きかけ病気が改善に向かっていく根本治療になります。

まず、色に関しては、紀元11世紀の中国から始まる「カラー療法」という、何種類もの特別な色の布（直径1㎜程）を患部やツボに重ねて貼る治療が病を治すことが知られています。科学的には皮膚からの情報を感じとるフォトンが体を調節していることがわかっています。日本の医療現場（国際色彩学会）でも科学的検証と応用が進み、アトピー性皮膚炎やがん、難病が改善した実例が多数報告されています。

原因不明の狭心症の患者さんは、心臓の筋肉に炎症をもたらすウイルス（コクサッキーA・B群）が原因であることが多いのですが、クリニックでもウイルスに効果的なカラーを用いて治療すると、60％以上の人が30分以内に胸の苦しさなどが改善されています。

次に、図形に関しては、数千年前からピラミッドをはじめ、カバラ神秘学でのセフィロトなどの神聖図形やフラワー・オブ・ライフなどの神聖幾何学図が存在し、才能を発揮し運気を上げるために使われてきました。大学の研究でも特定の図形が光エネルギーを蓄積したり、放出したりすることがわかってきています。

オーラを測定する機械を使って実験を行ってみましたが、神聖図形を持つだけで、生命場が整って、その人本来のオーラをとり戻し色が変化していきます。また、ニルスで実験すると、前頭前野の血流量が変化し脳血流が増えていきます。大脳の前頭前野に流れる血液が多いと、集中力や記憶と創造などの学習能力だけでなく、運動能力までも向上することが報告されていますから効果は間違いありません。

神聖図形には経済、思想、創造など人間の活動のすべての面を司る力があると考えられ、実際に、神聖図形で患者さんの首や頭をなでると、頭痛や腰痛が治ったり、アトピーのかゆみが止まったりする奇跡的な体験が数多くあります。特に受診した子供は、診察台の上に置いてあるこの神聖図形にいち早く興味を示します。神聖図形を身近に置くと、人間も植物も生命場が整い、空間から十分な生命エネルギーを得て、長寿遺伝子のスイッチをオン状態に変えられます。現在、1000人ほどの人が神聖図形を使っていますが、「安心する」「判断力がついた」「一時も手放せない」という人が多いようです。

真言密教で使われる曼荼羅も特別なパワーがあると信じられてきた典型的図柄です。赤、黄、青緑、黒、白をベースに配色されている図柄には、曼荼羅自体がエネルギーを発しているばかりでなく外からエネルギーを取り入れて周囲のエネルギー場を調整する働きがあるようです。実際、曼荼羅シールをつくり患者さんに貼ると、生命力を引き出す場をつくり出し、生き物の生命そのものを元気にするパワーがあります。

音は、生命にとって最も本質的なものです。体では心臓は鼓動音を振動し、呼吸も呼吸音を出し、腸などの消化器官も一定の間隔で蠕動を繰り返し音を発信しています。英語で人、person の語源のラテン語 per-sonare は、per は「～を通して」、sonare は「音」を意味し、人間も宇宙の一部であり音を通して存在することを示しています。

昔から特定の音楽が呼吸や血圧などの生理機能に影響を与えたり、痛みを軽減することは研究報告されています。最近では、モーツァルトの音楽が、健康に良い効果を示すということで、リハビリや健康増進に利用されています。

そこで、どういった周波数の音がどんな症状に効果があるのか、たくさんの患者さんの協力を得て、患者さんの痛みや不調な部分に音叉（楽器の調律に使う）を使って音の波動を入れたり、口の中に音を響かせたりしてみました。研究を進めていくと、体・心・魂からなる人間をバランスのとれた最高の状態に調律する音と方法を探し出すことができました。特にクリスタル（水晶）でつくったクリスタル音叉は、４０００Hz前後の高い周波数を出し浄化や癒しのパワーに優れた力を持っています。活性酸素を減少させる、ストレス軽減、リラックス効果、自律神経のバランスを整える、脳波が落ち着きリラックス状態になり７つのチャクラを調整してくれることがわかりました。

このように色や図形、音は、実に大変な力を持っているのです。

人間は、固有の周波数を持っていますが、常に宇宙や外界から特別な光や音波を受け取り影響を受けています。その狂いが大きくなると病気になるため、私たちは知らず知らずのうちに、自分を修正する色や光、音や図形を生活の随所に取り入れ、自分が本来持つ固有の周波数を修正しているのでしょう。

コラム

願いを叶える図形

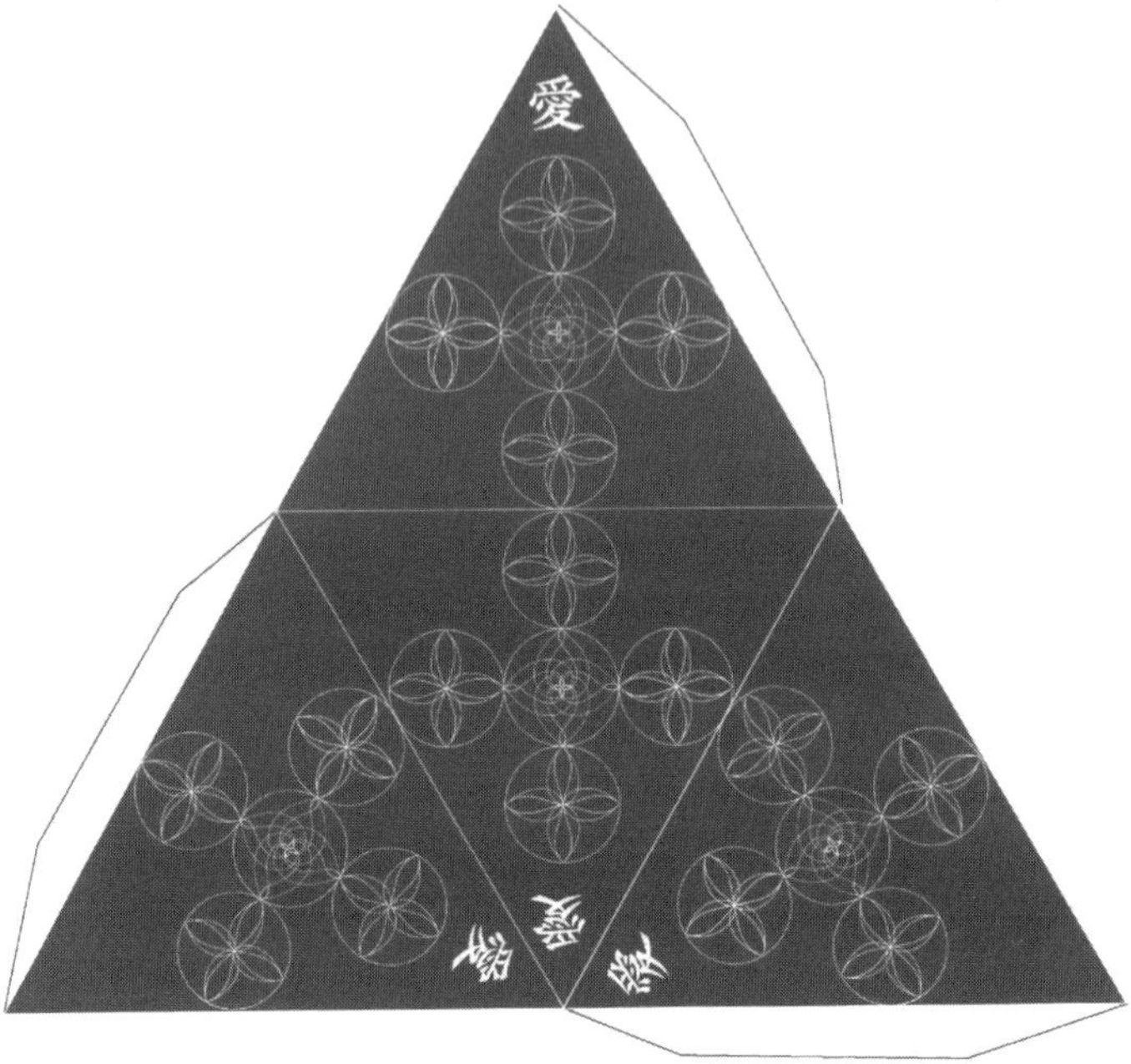

この図形を130%に拡大しシアンでカラーコピーし三角錐をつくりましょう。ピンク色の紙に願いごとを一つだけ書いてください。願いごとは、叶った状態の言葉、たとえば病気が治りたい人は、「病気が治りました」と書いて中に貼り、のりしろを貼りあわせてピラミッド図形をつくってください。不思議なことに願いが叶った人がたくさんいます。試してみてください。

丸山修寛

第2章

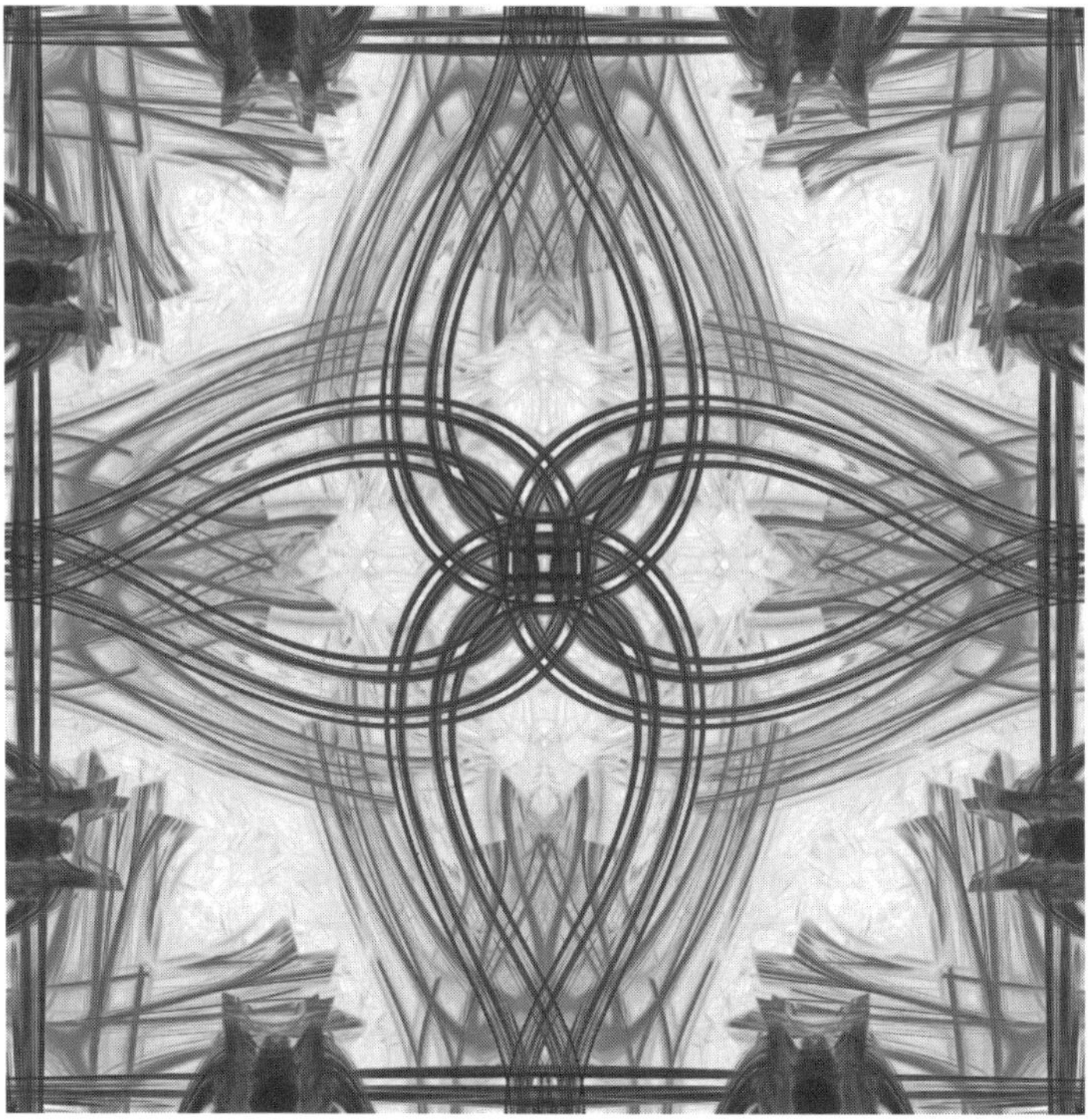

減少している地磁気

永野剛造

がんや難病が増え続ける背景には
減少し続けている地磁気の
影響があります

地球の磁気の役割とその影響

地球は、地殻、マントル、核の3つの層から成り立っています。

核は、鉄やニッケルなどの金属からつくられています。核の外側（外核）の主成分は鉄で、巨大な圧力と高温によってドロドロに溶けて流体になっています。核の内側（内核）は硬い金属で固体になっています。つまり、硬い金属の周りを溶岩のようなドロドロに溶けた金属がグルグルと動いているのが地球です。

鉄やニッケルは電気を通しやすい金属なので、対流して動くと、発電機と同じように電気が起きます。いうなれば、地球は中心で発電をして、その電気が磁石の力をつくりだしているのです（ダイナモ理論）。巨大な磁石のようになっている地球では、方位磁針（コンパス）のN極は北、S極は南と一定の方角を示しています。

地球の磁気により地球上に生じる磁場を「地磁気」と呼んでいます。

地磁気は目には見えず、とらえにくく、その実態はあまり知られていませんが、太陽から地球上に住んでいる生物を守る働きをしています。

太陽風と地球の磁気

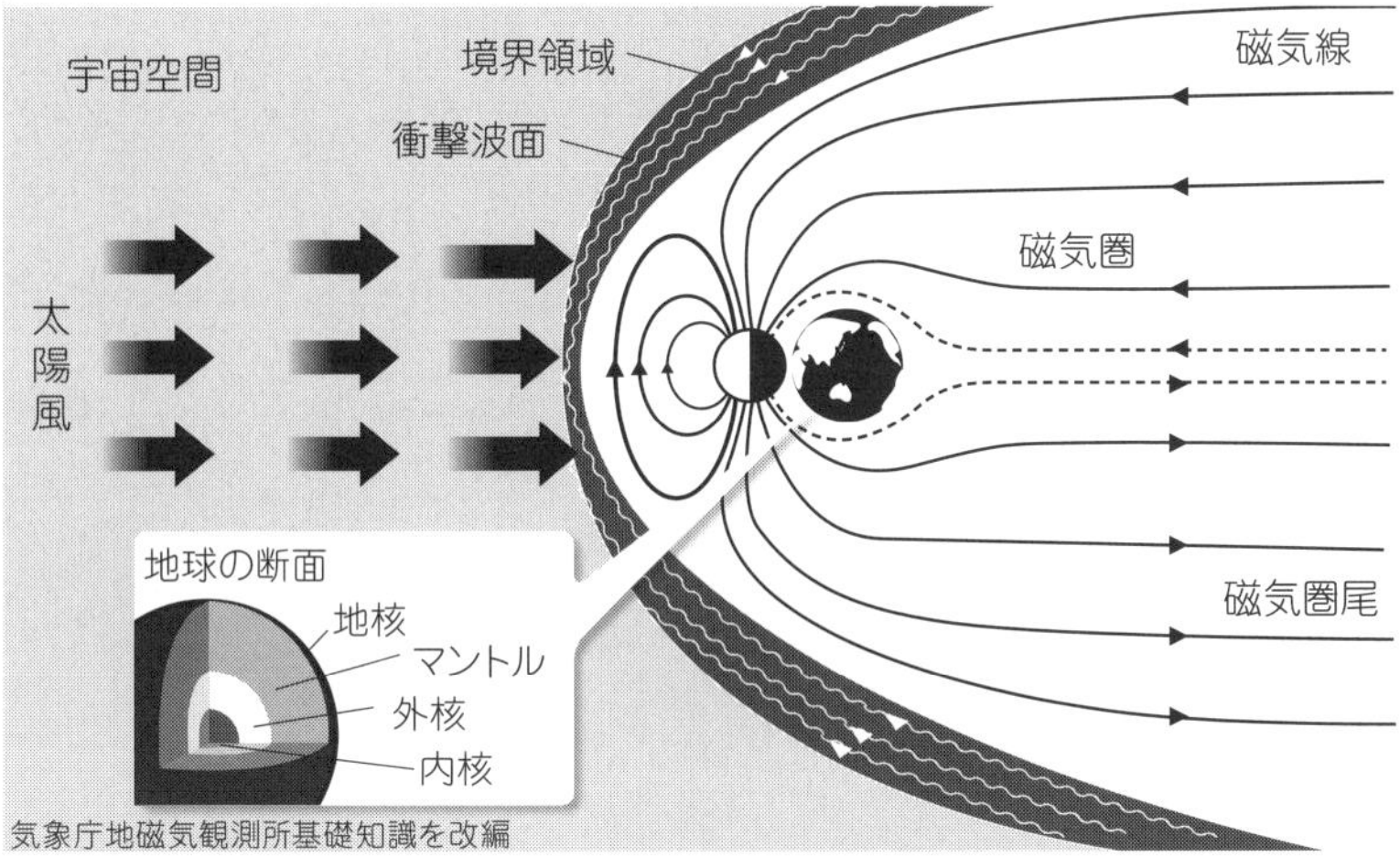

気象庁地磁気観測所基礎知識を改編

太陽の表面の温度は約6000度、中心部はもっと高い約1500万度。そのため太陽から放出されている太陽風（高エネルギー粒子の流れ）はプラズマ（陽子と電子が分離している粒子）状態にあり、約1億5000万㎞と遠く離れている地球近くでもその温度は10万度もあります。太陽風に地球が直接さらされないようブロックをしているのが地球の磁気圏（地球磁場領域）です。そのため地磁気の形は、太陽風によって太陽とは逆側に吹き流されたようにゆがんでいます。

また地磁気は、地球上の生物にも影響を与えています。サメ、マグロ、イルカ、ウミガメをはじめ、白鳥といった渡り鳥やミツバチ、走磁性バクテリアなどは、頭部に体内磁石と呼ばれる磁気感覚器官を持ち、マグネタイトといわれる磁性物質が磁気センサーの役割を果たし、何らかの方法で地磁気を感じとってナビゲーションなどに活用し行動しています。人間も脳(鼻孔後側上方、脳下垂体前)に磁気器官があり、松果体でも磁場を感知し、メラトニンの分泌が影響を受けていることがわかっています。

地球科学の研究結果によると、地磁気は、1年間で約0・05%、過去100年間に約5%と減少し、どうやら2000年後の0に向かって年々減り続けているようです。人工衛星SWARMからの最新データ分析では、10年間で5%と10倍の速さで減少が進んでいることがわかっています。

また、過去の地球磁場(残留磁化)の分析では、地球の磁極は、常に磁石のN極が北極方面を指していたわけではなく、過去400万年に10回以上もの「地磁気の逆転現象」を起こしていることがわかっています。発生周期はランダムで、100万年間隔で連続1~2回もあれば、1000万年以上全く起きないこともあり、最も新しい逆転は78万年前。1回の逆転にかかる時間は数千年、周期は平均45万年と考えられています。

すでに、地磁気の減少によって方向を見失ったクジラやイルカの座礁、がん患者や奇形児の数の増加、地震や噴火の誘発など、その影響は出始めているのかもしれません。

地磁気が減少すると、人間が方向感覚を失うのはもちろんですが、メラトニン不足が

地球の磁気の減少

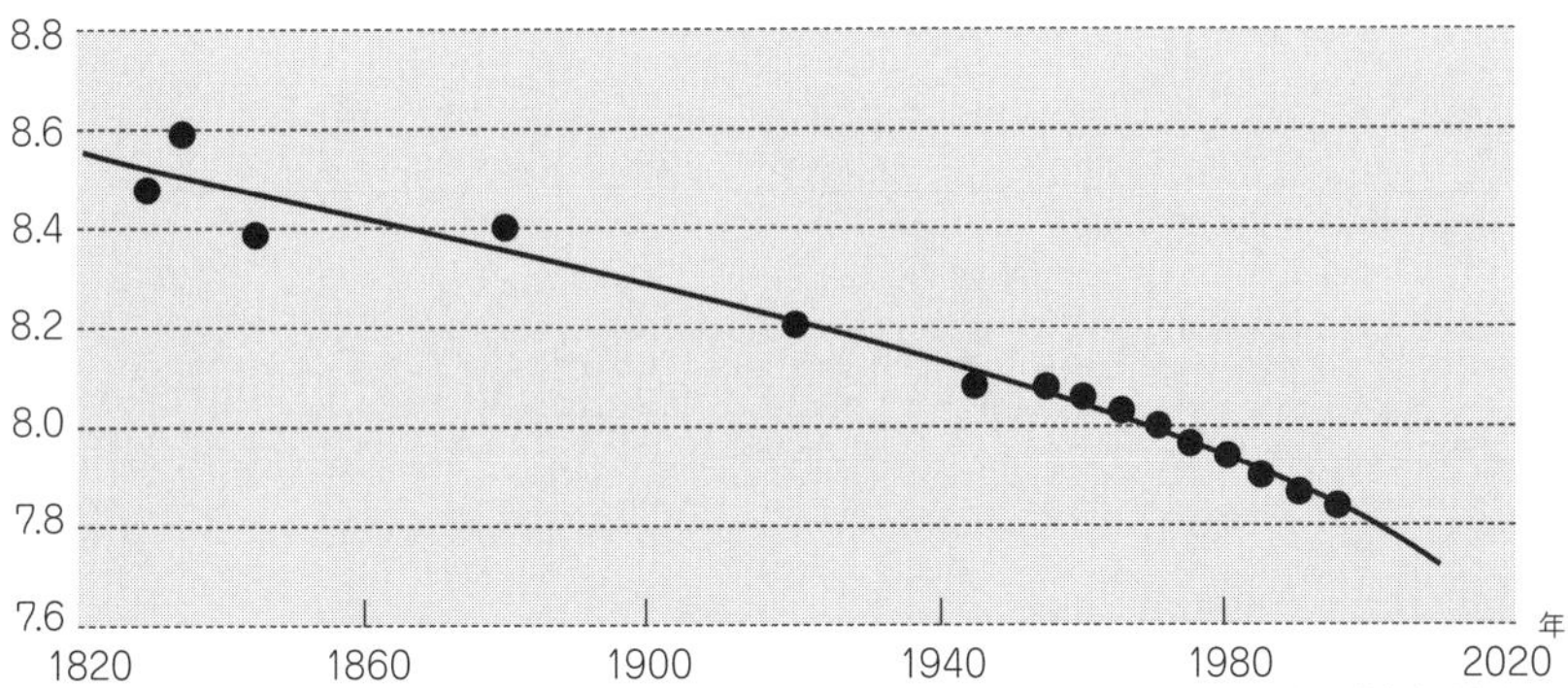

出典:地心双極子(地球磁場を棒磁石と見なした磁力)の減少 気象庁地磁気観測所

過去１万年間では、紀元前 3500 年ごろを最小とし、それから増加し始め、その後、西暦 500 ごろをピークに減少を続けている。

攻撃的な性格をつくり、犯罪の増加、人工衛星の破壊や電子機器や電化製品の誤作動などの混乱を招くことがあります。

　そして、宇宙線や太陽風が地上に降り注ぎ、生物やプランクトンなどを直撃し、放射能の影響による突然変異や種の絶滅の危機まで引き起こしかねません。

　さらに地表を貫通した宇宙線は強力な放射線でマントルを気化させ、今以上に世界規模で地震や噴火、異常気象や災害が起こるでしょう。

　原因は地球の中心核の磁性変動といわれていますが、電界と磁界は表裏一体の存在です。

　人間の体が人工電磁波で生体電流が乱れるように、地球上の膨大な電力システムが地磁気に影響を与えて悪影響を及ぼしているのかもしれません。

病気の原因は磁気の欠乏

磁場の強さは場所や環境で微妙に違いますが、２０００年前は、１・０～４・０ガウスほどあったといわれています。現在では、その強さは、極地では約０・６ガウス、赤道付近では約０・３ガウス、日本周辺では約０・５ガウスあるといわれています。

持続する地磁気の減少を止めることはどうしようもできません。しかも、生活環境の変化に伴い、私たちが受けている地磁気は昔よりも遮断され、さらに減少しています。

地磁気を遮断している原因は、鉄筋や鉄骨コンクリートでつくられているビルやマンション、移動に使っている車や電車などの、鉄の中に囲まれている暮らしにあります。

鉄は空気に比べて、数百～数千倍も磁気を吸収しやすい物質です。そのため、たとえ地磁気があっても、住まいも職場も、その移動手段まで鉄の中に囲まれている生活では、大量の鉄に地磁気が吸収され、地磁気が体にまで及ぶことはありません。実際、磁気の第一人者、故中川恭一博士（元いすゞ病院長）が地磁気をガウスメーターという測定器で調査すると、屋外で約０・５ガウスの地磁気は、鉄製の建物や車の中では０・28～０・

地磁気を吸収する鉄だらけの生活環境

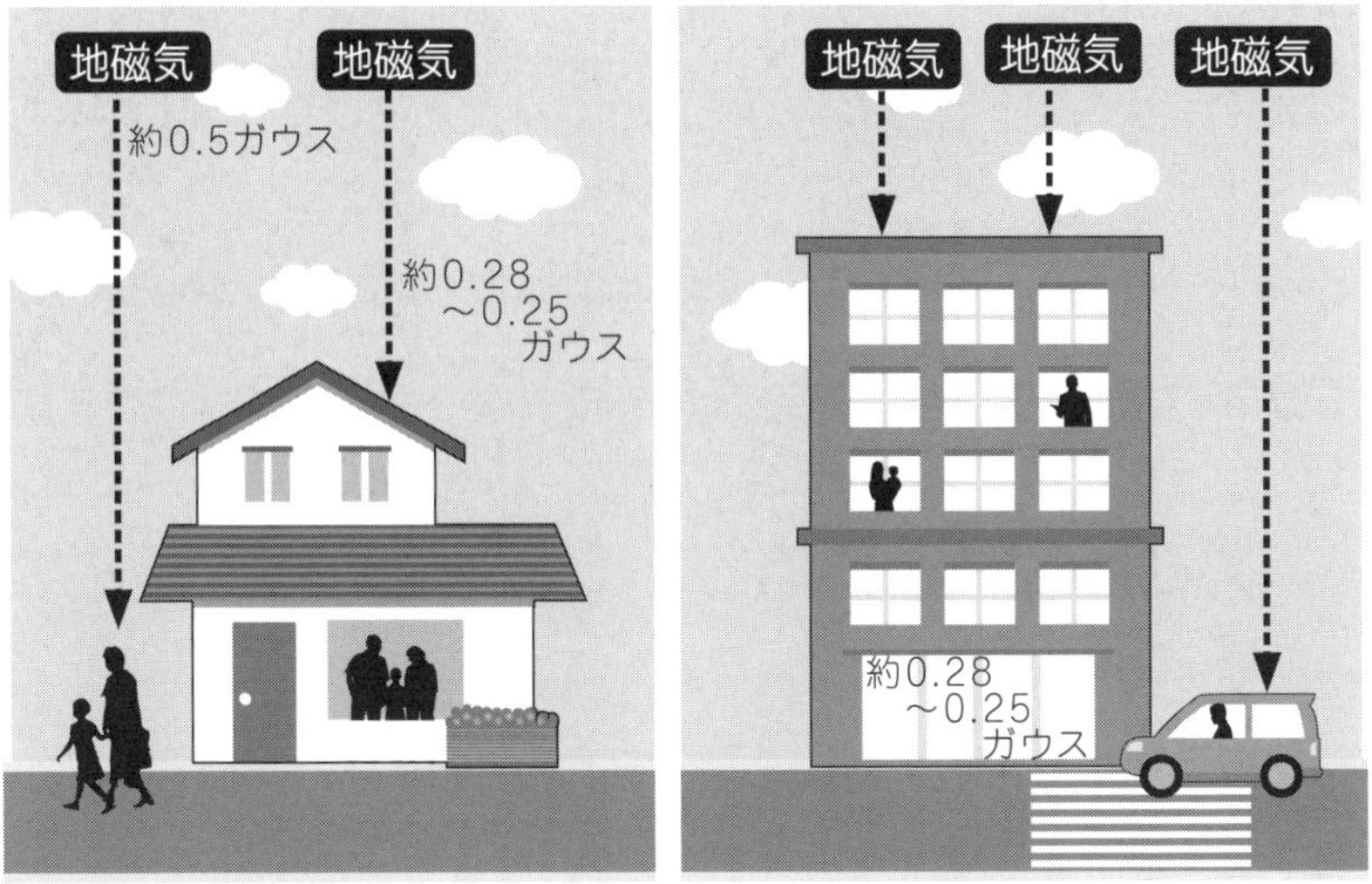

25ガウスと、半分近くまで減少してしまうことがわかっています。

中川先生は、現代人に多い自律神経失調症や不定愁訴症候群などの一部の原因は、慢性的な磁気の不足にあるのではないかと考えました。検査をしても原因がわからない、治療方法を見つけ出せない、原因は突き止められないが、痛みがでる、体がだるい、イライラする、寝ても疲れがとれないといった症状を「磁気欠乏症候群」と名づけました。

地磁気は、人類が進化の過程であび続けてきた基本的なエネルギーです。35億年前の岩石にも地磁気のなごりをとどめていることから、地磁気は、地球創生の時から存在していたと考えられます。

地球上の生物は、進化の過程において大気、重力、太陽光などと同じように地磁気にも適応し続けてきたはずです。人間は、体にある磁気感覚器で地磁気を感じながら自らも体の中に微小な磁場をつくり進化をたどってきています。

毎日、降り注いでいる地磁気をさえぎる空間で生活を送っていれば、体に必要な磁気が欠乏し変調をきたすのも当然のことかもしれません。磁気欠乏症になるのも決して不思議なことではありません。

現実に、鉄で覆われ気密性の高い潜水艦に長期間乗り込んでいる乗組員は、磁気を遮断されているため、体にあびるべき磁力が欠乏して代謝能力の低下や白血球の減少などさまざまな生体機能の乱れが起こっているという報告があります（地磁気観測所ホームページより）。

植物で磁気の及ぼす影響を試した実験があります。種子にあらかじめ磁気(交流磁気)を与えておくと、磁気をまったく与えていない種子より明らかに成長スピードや枝などの発育がよく、葉の先端にまで肥料が行き渡り、その吸収率も高いことが報告されています（1990年、琉球大学名誉教授　故池原貞雄先生のマングローブの種子の実験）。

これは、植物にも磁気に対する感受性があり、光のエネルギーによってホルモンや酵素

ニガウリの生育に及ぼす磁気の影響

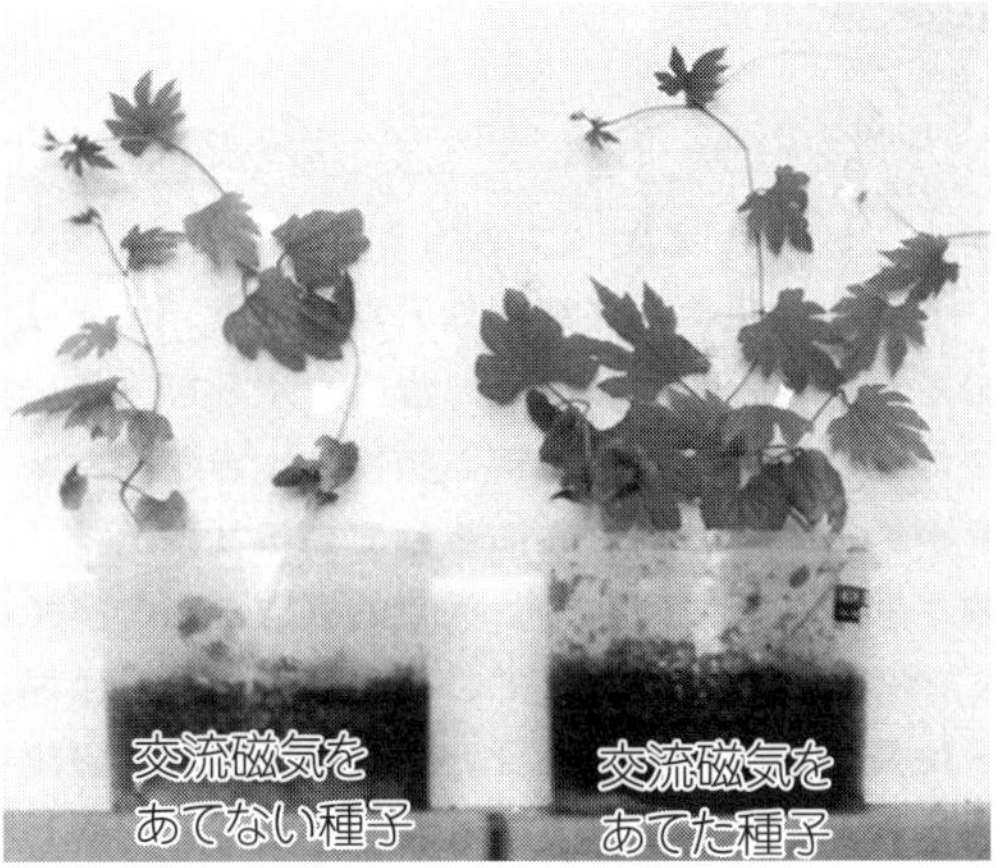
交流磁気を
あてない種子
交流磁気を
あてた種子

平成４年にはニガウリの種子に一日二時間交流磁気をあてた場合とあてない場合の生育状態を比較すると、二カ月後の生育状態は、交流磁気をあてた方が生育が著しく、巻き髭の長さはおおよそ４～５倍、根は２倍、葉は 1.5 倍、葉に含まれる葉緑素もよそ 1.3 倍と増えていた報告がある。（琉球大学理学部生物学科 池原規勝・山本秀雄）

が活性化するように、磁気が、光の刺激や重力の作用にかかわる成長ホルモンや代謝にかかわる酵素などを活性化させるためだと考えられています。

地磁気が人間の体にも何らかの影響を及ぼしていることは間違いないでしょう。おそらく人間は、体にある磁気センサーで磁気や光の変化を微妙に感じ取りながら、恒常性（ホメオスタシス）を維持してきたのでしょう。その調整を行っているのが自律神経です。地磁気は、気づかない間に自律神経のバランスを調節する役割を果たしていたに違いありません。

自律神経免疫理論では、すべての病は自律神経のバランスの偏りに原因があると考えています。

自律神経のバランス機能を刺激し健康を維持するためには、現代人が積極的に磁気を補うことは、とても意味があるといえるでしょう。

地磁気と体の仕組み

地球上のすべての生物が生きていられるのは、地球を守っているフィールドのような防御システムのおかげです。宇宙空間には宇宙線や太陽風など生命に致命的なダメージを与える物質を防ぐ地磁気とオゾン層という2つのバリアが形成され、地表においても生物が安全に生命活動を営むことができるようになっています。

これは、地球を構成している豊富な鉄（32〜40%を占める）のおかげです。

生物が生まれた当時の海は、たくさんの鉄（二価鉄）が溶け込んでいました。そのため鉄は、生物が生きながらえるための必須成分となり、生命を維持するシステムの中に必然的に組み込まれてきました。

植物の多くは、根から酸を出して鉄を水に溶けるようにする術を獲得し、動物は地中からの鉄を含んだ植物を取り込むことで、鉄を供給する仕組みをつくりだしています。

私たち人間は、地球誕生からの歴史、その進化の過程をすべて、巧妙に組み込んで生きながらえてきた生き物です。体も鉄を取り入れることで、体の機能を活性化する仕組みが組み込まれています。

たとえば、体内では赤血球の中にあるタンパク質、ヘモグロビンに含まれる鉄（ヘム鉄）となって酸素と結びつき、体のすみずみまで酸素を運びます。

また、鉄はエネルギー代謝を高めたり成長に重要な役割を果たしたりする甲状腺ホルモンの変換酵素や細胞内への運搬にかかわっています。鉄は、別名睡眠ホルモンと呼ばれるメラトニンの生成にも使われています。エネルギーATPを産生する際にも、ヘム鉄を含んだタンパク質酵素シトクロームがかかわっています。免疫力を担っている白血球の生成や妊娠しやすい状態や妊娠を維持させる働きを持つ黄体ホルモンの活性にも関係しています。

鉄なくしては、体はうまく機能することはできません。

地磁気も体の中の鉄に反応しています。

地磁気を感知しているのは松果体です。松果体は磁気センサーの役割を果たしメラトニンをはじめ、さまざまなホルモンの生成や分泌をコントロールしています。

しかし、現代人は、松果体自体の機能が低下し、地磁気を感知する力が低下しているようです。その原因には、年々減少し続けている地磁気ばかりでなく、私たちの生活の中で増え続けている人工電磁波があげられます。人工電磁波は、松果体からのホルモンの分泌を抑制させます。アレルギーが増えているのもホルモンの分泌に影響を与えて免疫機能を低下させる人工電磁波に原因があるのではないかといわれています。

最近の研究では、携帯電話から発生する微弱なマイクロ波が血液‐脳関門を損傷する可能性があり、血液‐脳関門を通して漏れ出す化学物質が神経細胞（ニューロン）に損傷を与えることを示唆しています。家庭用電化製品から出ている超低周波電磁波と特定の有害化学物質との組み合わせが脳腫瘍のリスクを相乗的に増加させることや、人工電磁波の高周波でも低周波でも、ともに脳機能に損傷を与えることが報告されています。

さらに拍車をかけているのが体の中の鉄不足です。日本人は鉄の摂取量が不足し、女性の4人に1人が貧血（2人に1人が貧血予備軍）で、男性にも起こり始めています。

生活環境の中では、ビルやマンション、車や電車などに過剰に使われている鉄ですが、体の中では、化学肥料の使用による土力が低下した鉄の含有量の少ない作物、重い鉄製の調理器具を使う機会の減少などによって鉄を取り入れる量は少なくなっています。

このままでは、地磁気の減少、人工電磁波の増大、鉄の摂取量不足が、複合的に組み合わさって、体に何らかのトラブルを誘発してしまうでしょう。

鉄分補給は食事から

ヘム鉄（三価鉄）

貝類・カツオやマグロなどの赤身の魚・イワシやサバなどの背の青い魚・レバー・牛肉の赤身などの動物性食品に含まれる。吸収率約15～20％で吸収されやすい。

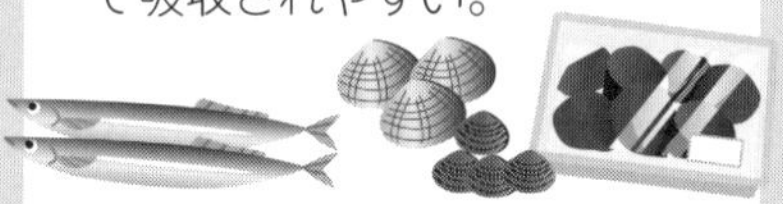

非ヘム鉄（二価鉄）

小松菜、ほうれん草、豆類、切り干し大根、海藻類などの植物性食品に含まれる。吸収率約5%で吸収されにくい。

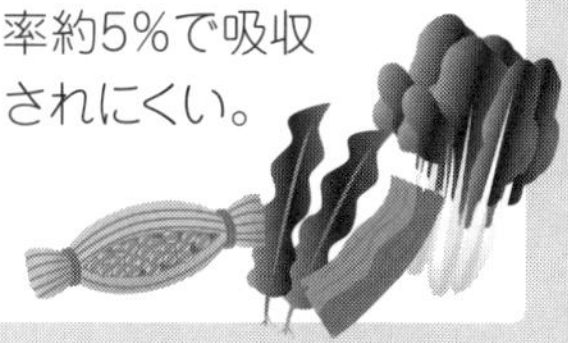

厚生労働省の食事摂取基準での鉄の推奨摂取量は一日あたり 10mg 前後。

まずは、体の中で大切な役割を果たしている鉄を食事から補いましょう。サプリメントからの鉄の過剰摂取は体にダメージを与えますが、食事からとると安全です。

私たちが食事でとっている鉄のほとんどは植物性の吸収しにくい非ヘム鉄（二価鉄）です。しかし、動物性タンパク質やビタミンC、レモンなどの柑橘類に多いクエン酸やお酢などと一緒にとると、非ヘム鉄は還元されヘム鉄となり、吸収率が高まります。

その反対に、お茶やコーヒーに含まれるタンニンは吸収を妨げるので飲み過ぎには注意しましょう。

また鉄製の調理器具を使うと、表面から体に吸収されやすいイオン化鉄が溶け出し、知らず知らずのうちに鉄を補給できます。

家庭でできる地磁気不足を補う方法の一つです。

地磁気を補う交流磁気治療

磁気治療が体によいことは、古くから経験的に知られていました。

古代ギリシアでは天然磁石を下剤として用い、古代中国医学においても、磁石は薬石の一つとして登録されています。16世紀には、磁石が水腫や黄疸の治療や鎮痛、精神の安定、骨折の回復のために使われていましたが、なぜ磁気に効果があるのかという医学的な研究は遅れていました。磁気と生体との関係が本格的に研究されるようになったのは1960年代以降です。現在では、磁気が体にさまざまな影響を与えることは疑い得ない事実として再確認されています。

磁気と体に深くかかわっているのが血液です。血液には、磁気の影響を受けやすい鉄分やプラスやマイナスの電気を持ったイオンや、イオンになっていないものが混在しています。

血液が流れているところに磁気を直角方向に作用させると、血液の流れと直角方向に電圧が発生し、血液中を微弱な電流が流れます（中学時代に習った「フレミングの左手

フレミングの左手の法則

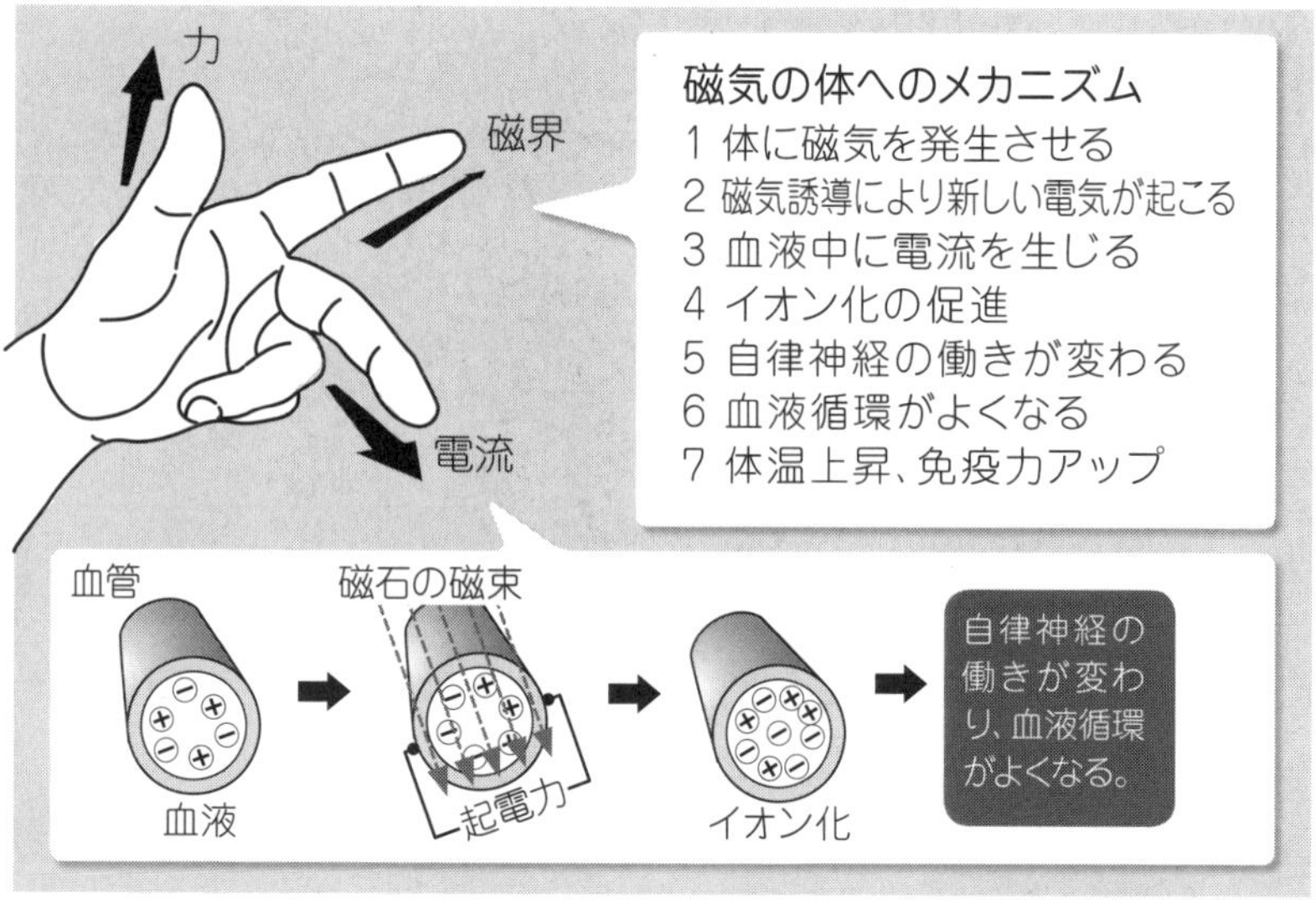
力
磁界
電流
磁気の体へのメカニズム
1 体に磁気を発生させる
2 磁気誘導により新しい電気が起こる
3 血液中に電流を生じる
4 イオン化の促進
5 自律神経の働きが変わる
6 血液循環がよくなる
7 体温上昇、免疫力アップ
血管
磁石の磁束
血液
起電力
イオン化
自律神経の働きが変わり、血液循環がよくなる。

の法則」)。

磁気の影響している磁場の中を血液が磁力線を切って流れると、発生した電圧から起きた微弱な電気が血液の中の物質のイオン化(電解質解離)を促進します。

電解質は、水に溶けて電気を通すミネラルのイオンのことです。水分を調節するナトリウム、筋肉や神経にかかわるカリウム、骨や歯の形成、神経刺激の伝達、血液の凝固にかかわるカルシウム、酸素を供給するクロールなどがあります。これらは、細胞の浸透圧を調節し、体内の水分量やpHを一定に保ったり、神経の伝達や心臓、筋肉を動かすなど、生命の維持に欠かせない重要な役割を果たしています。

たとえば、イオン化現象によってカルシウムイオンが増えると、カルシウムイオンは細胞内からイオンチャンネルを通り細胞外に出て筋肉をゆるめ、自律神経の働きを整えて血液の循環をよくします。そのため、筋肉中に溜まっていた乳酸が外に出やすくなりコリや痛みなどの血行障害が解消していきます。

また磁気をあびることは、電磁波障害の対策にもよいでしょう。家庭にある電化製品から出てくる低周波電波は、細胞内のカルシウム濃度の調節系を乱しカルシウムイオンを減らし、生体電流に影響を与え不定愁訴の原因になります。磁気をあびるとカルシウムイオンが増えるので、さまざまな症状を解決することができます。

当院では、患者さんのために交流磁気治療器を２００８年12月に導入しています。

一般的に貼りものやネックレス、腹巻きなどに使われている永久磁石は、N極とS極の向きや強さが変わらない定常磁場のため、血液が流れて初めて体内に電気が発生して作用します。しかも、その磁力の範囲は、皮下約1・5～2㎝程度までしか届きません。時間の経過とともに体が慣れて効果が弱くなってしまいます。

ところが交流磁気治療器は、家庭用コンセントに流れている交流電気（西日本は60㎐、東日本は50㎐）によって1分間に50回ないし60回、電気の流れる方向が変わるため、

永野医院での交流磁気治療

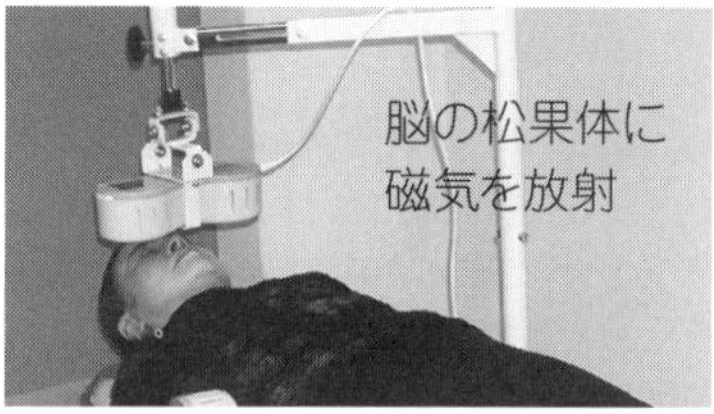

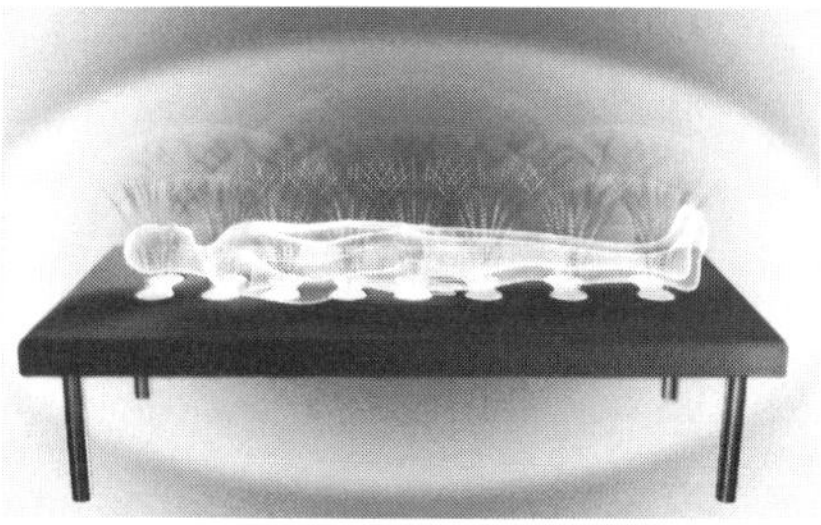

当院では、８００ガウスの磁気エネルギーを全身にあびる交流磁気治療を行っている。磁気センサー器官であり、抗酸化力や免疫力の増進、体内時計の調整、睡眠に必要なメラトニンを分泌する脳の松果体に磁気をあて、脳から体全体の活性化を促している。自律神経のバランスを戻し、血流障害のある部分を刺激し新陳代謝を活発にし精神をリラックスさせる。

磁場も1分間に50回ないし60回、N極とS極の向きが反転を繰り返し変動します。そのため、血流には関係なく新たな電気が起こり、しかも、磁力は体を突き抜けて奥深くまで届きます。

患者さんは、自律神経が偏って低体温となり血流が悪くなっている方ばかりですから、血流に関係なく作用する交流磁気治療がとても効果的です。

磁気エネルギーは、体の血液系の恒常性を維持するように働きます。つまり副交感神経からのアセチルコリンの分泌を促して血流を促進する。血栓をつくる血小板の過剰な凝集を抑制する。がん細胞と闘うNK細胞やT細胞を活性化する……など。継続した使用によって体温が上がり、効率の良いミトコンドリア系でのエネルギー合成を促進するので、患者さんの体調は徐々によくなっていきます。不足しがちな地磁気を補うには、最適な治療法です。

交流磁気治療の作用と効果

交流磁気治療器を導入して以来、何度も交流磁気治療器を使った臨床報告を行っています。

たとえば、生命エネルギーは1回20分、交流磁気ベッドに横になるだけで一度に2段階もそのレベルが上がります。しかし、エネルギーの低い患者さんや衰弱の激しい患者さんは、エネルギーを保持する力が低下しているため、交流磁気治療後に高くなったエネルギーは3〜4日後には落ちて、1週間後には元に戻ってしまいます。そのため重症の患者さんの場合は、最低週2回の治療が必要です。1〜2週間の治療で徐々にエネルギーも逃げなくなり、エネルギーレベルは高くなり安定してきます。

交流磁気治療を受けた患者さんに、共通して現れる変化は、脈拍数が減少し体温が上昇することです。特に高血圧症の患者さんは、交流磁気治療を5回以上継続すると、最高血圧、最低血圧ともに有意に低下していきます。

高血圧症は交感神経緊張状態の人に多い病です。体が交感神経緊張状態になると、血管が収縮し血圧は上がり脈拍が増加します。血液が末梢血管まで行き渡らず体温は下がった状態になっています。ところが交流磁気治療を行うと、治療後には脈拍は明らかに低下し、体温は大きく上昇します。

治療前は、ドロドロの状態の血液を心臓から送り出していたので、心拍出量も少なく脈拍を多くして血液を循環させていました。それが治療後は、血液のイオン化現象により、血液性状がサラサラに変化したため、1回の心臓から送り出される血液の量は増えて脈拍は少なくてすむようになるのです。

体は、常に内部の状態を一定に保とうとする恒常性維持機能を備えているので、増えた心拍出量を末梢血管を拡げて血液を循環させバランスをとっています。血管を拡張する、血圧を下げる、脈拍を減少させる働きは副交感神経の働きですから、結果として副交感神経が優位になり、体温の上昇につながっています。

副交感神経優位の状態になると、血管が拡張しているため、血液はすみずみまで運ばれやすくなり血圧が下がり、脈拍はゆっくりになり減少します。また末梢血管まで血液が行き渡るので体温は上がっていきます。

また、交流磁気治療は一時的に血圧を上昇させますが、30分後には反対に血圧が下がることが報告されています（日本磁気医学会で西條一止先生）。血圧の一時的な上昇は、血液がサラサラになることによる静脈還流の増加、つまり1回の心拍出量の増加に起因していると考えられます。

交流磁気治療とマッサージを組み合わせた臨床では、マッサージと比較すると、交流磁気治療単独での治療のほうが、脈拍数は減少し体温は上昇しています。これは、体に刺激を加え肉体的なつまりを解消するマッサージに対して、交流磁気治療が体には触れることなく、奥深くまで電流を発生させ血液内部に変化を起こすことを示しています。まるで血液のマッサージをしているようです。

また、ストレスを与えたマウスに交流磁気治療を行うと、正常なマウスよりもストレスの指標である過酸化脂質量が減少する結果が報告されています。

生活環境による磁気不足、ストレス社会の中で過ごす現代人にとって、交流磁気治療は自律神経のバランスを整え、体に負担をかけない、根源的なエネルギー治療といえるでしょう。現在、交流磁気治療器は、さまざまな分野での研究が進み、高血圧症、糖尿病、うつ、アトピー性皮膚炎、がん、認知症、婦人病、骨折など、たくさんの病に活用され、欧米では新たな治療法として注目を集めています。

交流磁気治療器の効果

1　自律神経調節作用

病は自律神経の偏りで起こるので、交流磁気の働きは、偏り過ぎた交感神経緊張状態や副交感神経優位の状態を揺り動かし、自律神経のバランスを整えてくれる。精神安定、安眠作用はもちろん、血流が改善する。

2　血流改善

体に交流磁気を通すと、電圧が発生、それにより誘導電流が起こる。また同時にカルシウムなどのイオン化によって動脈が拡張、血流が改善する。同時に体内温度の上昇もみられる。血管が拡張し、酸素がたくさん運ばれ、体温が上昇し、免疫力改善に向かう。

3　鎮痛、抗炎症作用

血流が改善すれば、疼痛部位に酸素が運ばれ痛みは改善する。また抗炎症効果も発揮し、さらに痛みを抑える。すべての病や老化は慢性的な炎症が関係しているので、その炎症を抑える効果は大きな意味を持つ可能性がある。

4　免疫力アップ

がんを攻撃するナチュラルキラー細胞の上昇が5カ月で2.5倍になった報告がある。これにより自己治癒力を発揮できる。白血病細胞のアポトーシス作用（がん細胞の自殺効果）の報告もある。

5　内分泌促進・安定作用

副腎機能アップ、抗アレルギー効果がある。さらに松果体からメラトニンの分泌を亢進し非常に安定した精神状態となる。

6　骨癒合作用

骨芽細胞が盛んに活動し骨折などが早くくっつく。

注意：ペースメーカーの入っている方は使用できません。近くにクレジットカード、時計、携帯電話など磁気の影響を受けるものは置かないでください。

コ ラ ム

高エネルギー水

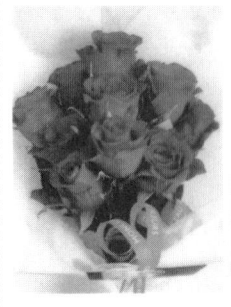

2012.2.20
バラをミネラルボールの水で水切りしミネラルボールの水の入った花瓶に活ける。

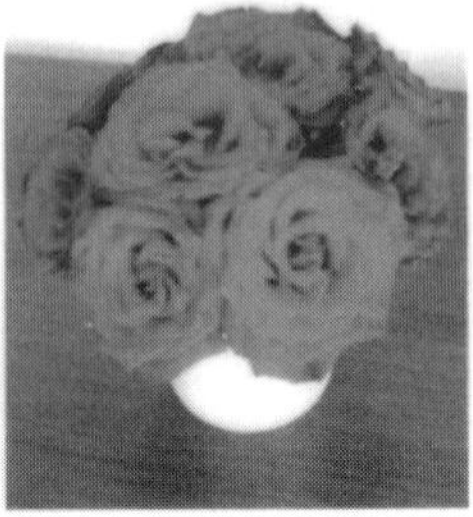

2012.3.19
1カ月経ったとは思えないほどキレイな状態。水は蒸発する分だけミネラルボールの水を注ぎ足す。

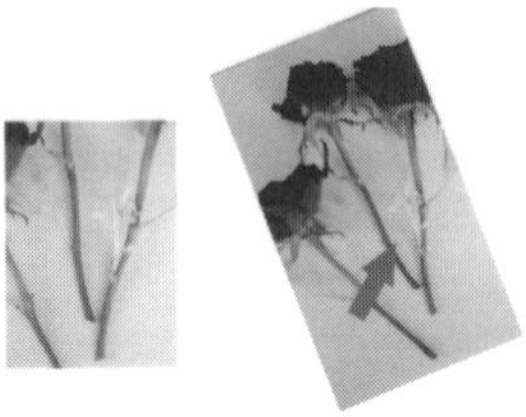

水は少し色づいているが、腐っていなかった。茎から新芽が出始めた。

家庭で手軽にエネルギーの高い水をとるための必需品がミネラルボール。微量放射線とマイナスイオンを放出する天然鉱石の働きでアルカリイオン水ができあがります。水道水のエネルギーレベルは2（半病人）ですが、水道水にミネラルボールを4時間いれておくだけで、エネルギーレベルは5（high）に、8時間では最高のレベル6（super）となりマイルドな活性水ができあがります。口あたりは軽くまろやかに、元気な水に変わります。患者さんからは、バラの寿命が1カ月もあり芽が出た写真（上図）や、ご飯やお味噌汁がおいしくなったなどのコメントが寄せられています。体のおよそ7割が水分でできていますから、高いエネルギーの水をとれば、体のエネルギーも高くなります。

永野剛造

第3章

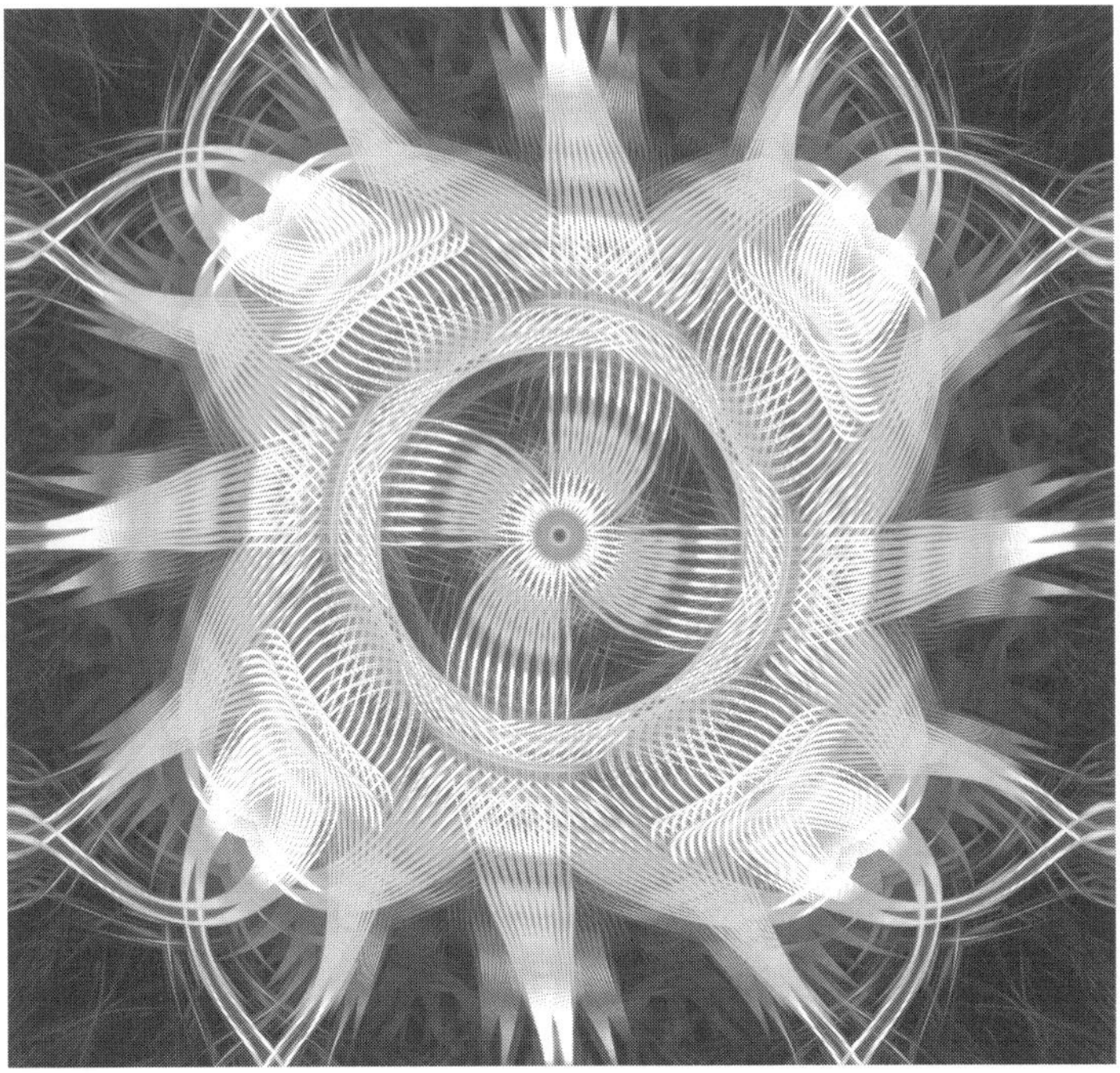

増加する電磁波

丸山修寛

増大し続けている人工電磁波は、
人間の体に何らかの影響を
及ぼしています

身近にたくさんある危険な電磁波

電磁波は、電気が流れている所には必ず発生し、電気と磁気の両方の性質を持っている波です。電気の影響が及ぶ範囲を「電場」、磁気の影響がおよぶ範囲を「磁場」といいます。電磁波は、電場の波と磁場の波を交互に発生し、からみあいながら電場と磁場が直角に振動しあう空間を光と同じスピード（約30万km／秒）で進んでいます。

たとえば電場は、コンセント（電源）にテレビのコードを差し込むと、コードに電圧がかかり、その周りにプラスとマイナスがくっつく力が発生します。電圧が高いほど、強い電場が発生します。

磁場は、テレビのスイッチを入れるとコードに電流が流れ、N極とS極がくっつく磁気の力が発生します。電流が強いほど、必ず周りに強い磁界が発生します。

電磁波は、その周波数（1秒間に生じる波の数）によっていろいろな種類があります。周波数の高いものからあげると、「放射線」（γ《ガンマ》線、X線など）、「太陽光」（紫外線、可視光線、赤外線）、そして「電波」（携帯電話、電子レンジ、TV放送、ラジオ放送、

電磁波の種類

区分	名称	周波数
放射線	ガンマ線	・・・ 高
	エックス線（レントゲン写真）	
太陽光	紫外線	
	可視光線	➡300兆ヘルツ
	赤外線	
電　波	マイクロ波（電子レンジ、携帯電話）	➡3,000億ヘルツ
	テレビ放送波（地上波）	➡3億ヘルツ
	ラジオ放送波（AM放送）	➡30万ヘルツ
	IHクッキングヒーター（加熱用）の電磁波	➡2万～9万ヘルツ
超低周波	家電製品や電力設備の電磁波	➡50ヘルツ 60ヘルツ 低

ＩＨクッキングヒーターなど）があります。周波数が非常に低い電磁波が「超低周波」（送電線や家庭用電化製品）です。

昔は、家庭にあった電化製品はテレビや洗濯機、掃除機ぐらいでしたが、現在は、テレビは1部屋に1台となり、電子レンジ、空調機器、床暖房、オーディオ機器などあふれています。そのため屋内配線の長さも5〜6倍にふくれあがり、まるで電気コードのケージの中で生活しているかのようです。しかも通信技術が発達し、ＩＴ化が進んだこの数十年は、無線ＬＡＮによるパソコンや携帯電話の見えない人工電磁波が家の中を飛び交っています。まさに電磁波漬けの状態です。

電磁波の中でも特に体に悪影響を与えると

されているのが、「電波」と「超低周波」です。

「電波」の代表は、電子レンジと同じマイクロ波を使用している携帯電話、「超低周波」の代表は、主に送電線や家電製品からの50～60Hzといった周波数の電磁波です。

すでにWHO（世界保健機関）の「国際電磁界プロジェクト」やIARC（国際がん研究機関）、ICNIRP（国際非電離放射線防護委員会）によって、携帯電話などから発生する高周波電磁波は「発がん性の可能性がある」こと、超低周波磁界は「ヒトに対して発がんの可能性があり、一般家庭の4倍以上の4ミリガウス以上の磁界では小児白血病の発症が2倍にふえる」ことが報告されています。

しかし、目には見えない、つかみどころのない電磁波の危険を証明することはなかなか難しく、さまざまな利害が絡んでいることもあり、研究結果そのものは否定されがちで、いまだに研究者の間でもその解釈をめぐり議論が続いています。

現在、欧米では、リスクがあるかどうかの議論よりも対策をとることが必要であると、予防原則（生活環境・自然環境に対して被害を与える脅威については、科学的な証拠がなくても事前回避の措置を定める原則）の立場をとり、人体への影響を考え、電磁波防護基準の法制化がされ、電磁波測定方法の規格化が進められています。

たとえば、アメリカでは州ごとに規制を設けたり、最も厳しい規制のスウェーデンでは幼稚園、小学校の近辺から鉄塔を移転させたり、イギリスでは16才以下に携帯電話を持たせないようにしたりして、各国で電磁波への配慮を行っています。

ところが日本における携帯電話の電磁波防護基準はというと、その基準値はいちばん緩く、特に超低周波の磁界に関する規制は全くなく、対策は十分とはいえません。しかも、諸外国では200ボルトの電圧のため電気を3穴のアース端子付きのコンセントによって外に逃がしていますが、日本では、100ボルトで直接触っても命に危険はないため、アース端子付きのコンセントの設置されている場所は限られ、主流は2穴コンセントです。そのため、日本では電場と磁場の両方が問題になります。

電気は、水と同じで高いほうから低いほうへと流れる性質があり、家電製品から自然と電位の低い体へと集まり、電気を逃がすことはできません。磁場は、近くにいると防ぎようがなく体の細胞レベルまで到達するため、直接頭部に密着させて使う携帯電話や電子レンジの扉を開けたまま使っているような状態の電磁調理器は配慮が必要です。

医療現場から患者さんの状態を見ると、電磁波の影響は非常に大きいというのが本当のところです。

電磁波は万病の原因

私が、初めて電磁波が病気に悪影響を与えていると知ったのは、20年前です。

青森県の五戸町の病院に勤務していた頃、田子町に末期がんを奇跡的に治す外科医がいるという噂を耳にしました。早速たずねようとしていると、その先生は、すでに東京の中野に移っているとのこと、すぐに上京し教えを請うことにしました。

奇跡の医師は横内正典先生（横内医院院長）、驚くべき確率でがんを治す医師でした。当時は、大学病院では末期がんの患者さんは、100人いると1人治るか治らないかの状況でした。ところが横内先生は、末期がん患者さんの6～7割を治していくのです。そこで見たことは、常識では本当にありえないことだらけでした。

横内先生に、なぜ末期がんが治るのかを聞くと、「丸山先生よ、がんも難病も人工電磁波が原因よ」と津軽弁で答えてくれました。

「はあ、そうか、現代医学で治らない病気の根底には電磁波の問題があったのか」と腑に落ちたのです。そこで、自分も電磁波をカットするコイルをつくり余命3カ月と病

電磁波によって起こる症状（電磁波過敏症）

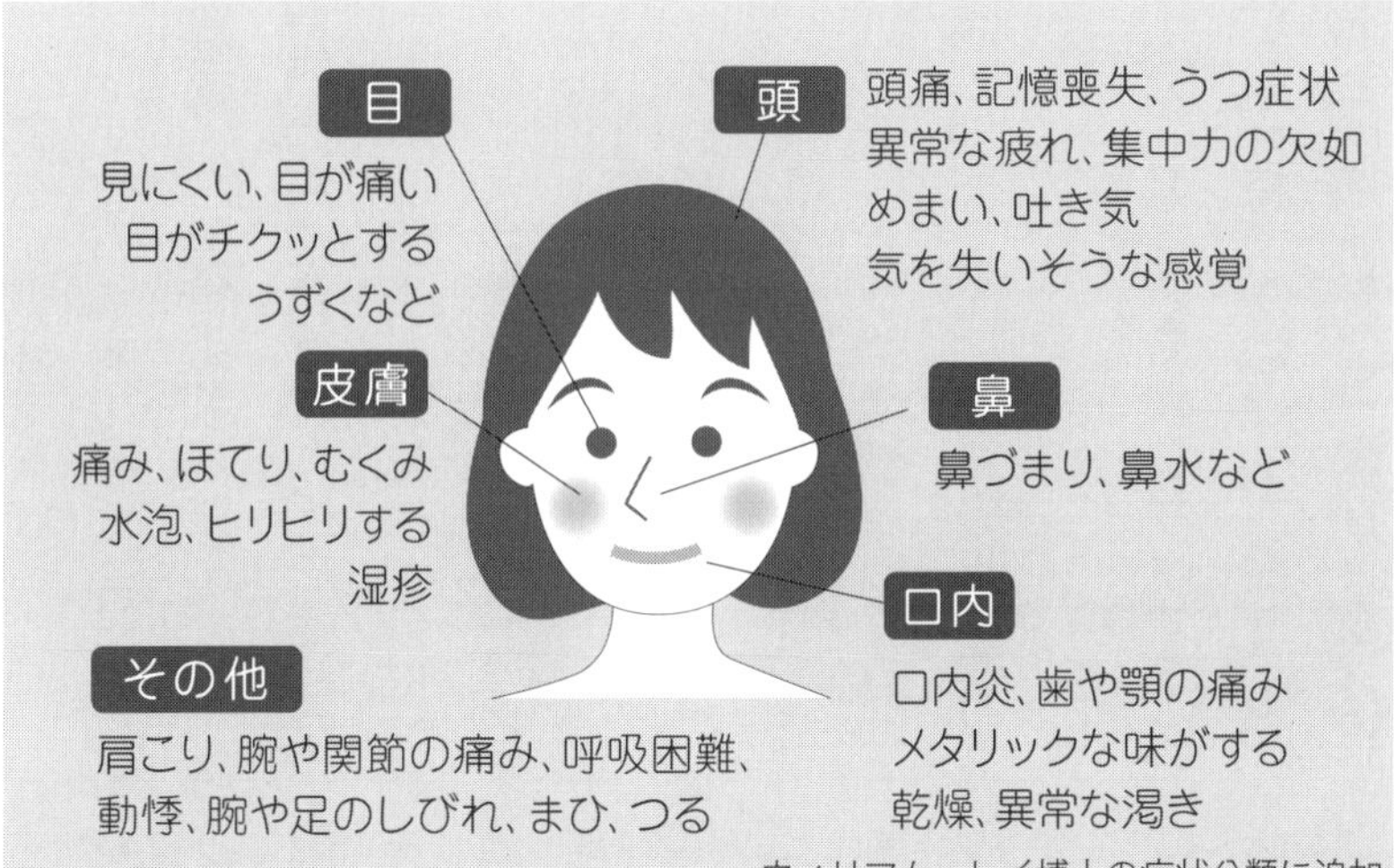
目
見にくい、目が痛い
目がチクッとする
うずくなど
頭
頭痛、記憶喪失、うつ症状
異常な疲れ、集中力の欠如
めまい、吐き気
気を失いそうな感覚
皮膚
痛み、ほてり、むくみ
水泡、ヒリヒリする
湿疹
鼻
鼻づまり、鼻水など
口内
口内炎、歯や顎の痛み
メタリックな味がする
乾燥、異常な渇き
その他
肩こり、腕や関節の痛み、呼吸困難、
動悸、腕や足のしびれ、まひ、つる
ウィリアム・レイ博士の症状分類に追加

院から見放された肺がんの男性患者さんの上半身にグルグルと巻いてみました。

すると、患者さんは次に来たときにはニコニコした顔で「元気になったよ」といい、3カ月位経つと、めきめき体調がよくなり、とうとう1年で影が消え、5年で治ってしまいました。

実際に電磁波の体への影響は大きく、ある患者さんは、電磁波のより強いドライヤーに換えたときから、薬でも治らない我慢できないほどの頭痛、いいようのない不安感に襲われ始めたといいます。ぎっくり腰になった患者さんは、コンピューターの大型サーバーが自分の後ろに配置されてから起きたといいます。その患者さんの腰に私のパソコンをあててみると、3日間動けなくなってしまいました。

電磁波の問題を知ってから、たくさんの患者さんに電磁波に対する処置を行ってきました。その結果、電磁波対策をするだけでアトピー性皮膚炎、ぜんそく、リウマチ、不整脈、生理痛、うつ、がんなど、病気の約7割が、何らかの改善を示すといわれています。専門の病院にかかっても治らない難病や末期がんまでもがよくなることがあるのです。

左ページ上の写真は、電磁波対策をして末期がんが消えたケースです。このように、少なくとも電磁波をカットすると治るがんがある、それも薬を一切使わなくても治ったり延命したりするのですから、間違いなく電磁波がんは存在し、その原因には電磁波があるのです。まず家族ががんの人は、電磁波対策はきちっとやるべきです。

人間の体は電気の良導体ですから電磁波の影響を受けるのが当たり前と考えたほうがいいでしょう。電磁波の問題は、電磁波過敏症という特別な体質の人だけに起こるのではありません。90％の人は電磁波障害を受けていてもその症状に気づいていないだけです。

特に電磁波障害を受けやすいのは、脳の前頭葉や目です。脳の前頭前野は、携帯電話を数分持つだけでも血流が下がり思考力は低下します。目はパラボラアンテナと同じ構造をしているので電磁波の影響をもっとも受けやすく、コンピュータを使うと、目やに

電磁波対策をして消えたがん

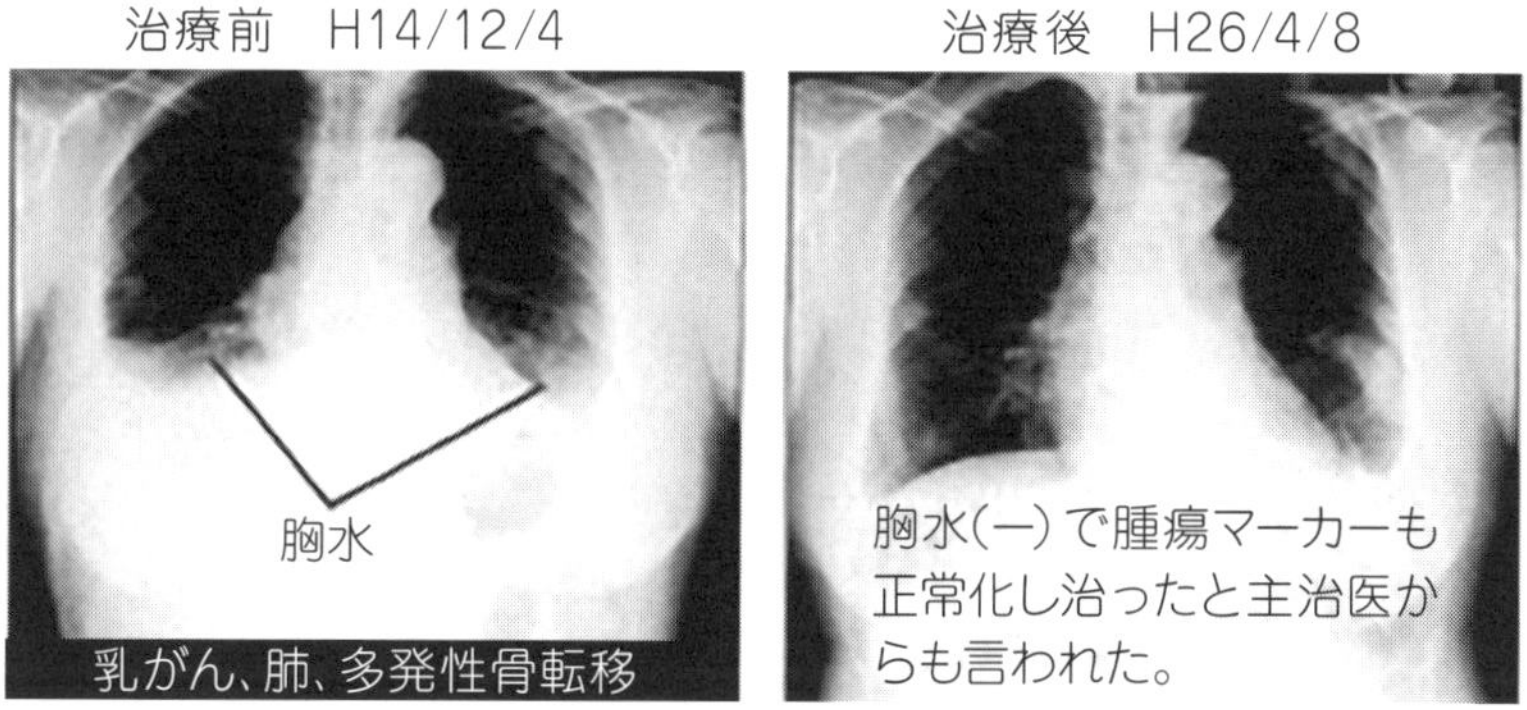

乳がんで胸水が貯留していた女性が、電磁波対策で胸水が減少し、腫瘍マーカーが上がらなくなり、末期がんが消滅したケース。

が出る、もやがかかる、チクッとする人は少なくありません。これらは100%電磁波障害が含まれます。

送電線の近くや携帯電話の基地局の近くに住んでいる人は、登校拒否、頭痛、不眠、アレルギーなど、電磁波が原因と思われる影響を受けやすいようです。しかし、これらの症状が電磁波の影響が出ていると自覚している人は少なく、他の病気の症状と似ているので見逃されてしまっていることもあります。

なぜお医者さんが、病気の原因が静電気や電磁波であることに気づかないのかというと、電磁波の知識や教育を受けたことはなく、電磁波対策の研究や電磁波対策をして病気が治った治療経験は少ないからです。

とにかく、よくなりたいのなら通常の治療に加えて、生活の中の電磁波環境、なかでも眠っているときの電磁波環境をよくすることが必須です。

脳の血流を低下させる携帯電話

全国いたるところに基地局アンテナが林立し、いつでもどこでも電波がつながり連絡をとれる携帯電話は、その便利さゆえにシニア層や未成年者にまで普及しています。しかし、その本当の恐ろしさには、あまり気づいていません。

携帯電話は、頭部に近づけて使うので誘導された静電気が生体電流を狂わせ、耳から脳へ大きな影響を与えていくのは当たり前ですが、問題になるのは、電子レンジと同じ携帯電話や基地局から出ている高周波のマイクロ波です。マイクロ波は、ラジオ波やテレビ波よりもさらに高い周波数で、熱作用が大きくなる周波数帯に属しています。

頭の近くで携帯電話を長時間使用していると、誰しも耳や頭が熱くなった経験があると思いますが、マイクロ波によって頭の中心部が電子レンジと同じように加熱されているためです。これはホットスポット効果と呼ばれ、吸収されたマイクロ波の熱が全身または部分的に体温を上昇させ、熱作用を及ぼしています。

体の中でも血管が少なく熱拡散が難しい部位は、特に影響を受けやすくなります。眼球が影響を受けると、発熱現象によって水晶体が白濁して白内障になりやすくなります。また、若い男性が携帯電話をズボンの前ポケットに入れて持ち歩くと、精子は細胞膜を持たないので発熱によって睾丸細胞が破壊され精子が減少し不妊の原因になります。海外では、すでに問題視し対策を始めています。

発熱は、自分で感じることができるので注意はできますが、発熱よりも恐ろしいのが非熱作用です。

この非熱作用については、各国で動物実験でマイクロ波が遺伝子を構成するDNAの鎖を切断し、その修復機能を低下させるためがん化を促進させる作用があること、脳内から漏れ出したタンパク質が刺激材として働き炎症や水腫を引き起こし頭痛の原因になることなどが確認されています。

私のクリニックで携帯電話を使うと脳の状態はどうなるかという実験をニルスを使ってしてみました。すると、脳の前頭前野の血流の低下が認められました。これは携帯電話を耳にあてて話さなくとも手でメールを打つだけでも同じ結果が出ています。実験したのは携帯電話ですから、電源を入れているだけでネットに接続し、強力な電波を発生しているスマートフォンは、この程度ではないでしょう。

このまま常時、携帯電話やタブレットを使い続けていくと、脳の前頭前野の血流が低下したままの状態となり、引きこもりやうつなどが増加し、感謝の心や愛情の感じられない状態が進んでしまうことにもなります。やがて、前頭前野が侵され脳内の神経伝達物質に影響が及び、睡眠や免疫力の低下、脳機能や成長ホルモンに影響が出たり、認知症や脳腫瘍の原因になってしまうことになるでしょう。

人工電磁波が、生活の中に本格的に入ってきてからは、まだわずか50年程度、携帯電話は１９９４年から普及してきたので20年ぐらいしか経っていません。

しかし、すでに日本人の健康や学習能力は大きく変化しています。

高校生の裸眼での視力の「１・０未満」の割合は65・84％と過去最悪（文部科学省２０１３年「学校保健統計調査（速報値）」）になり、パソコンやスマートフォンの液晶や照明などで使われているＬＥＤ（発光ダイオード）の普及によって、加齢黄斑変性が増えています。また、小中学生の学習能力においては、携帯電話やスマートフォンの使用時間が長い小中学生ほど成績の低さに影響が現れていることが報告されています（文部科学省２０１４年「全国学力・学習状況調査」）。

携帯電話を使用しているから勉強時間が少ないと考えられがちですが、原因は、脳血

携帯電話、スマートフォンの使用時間と正解率との関係

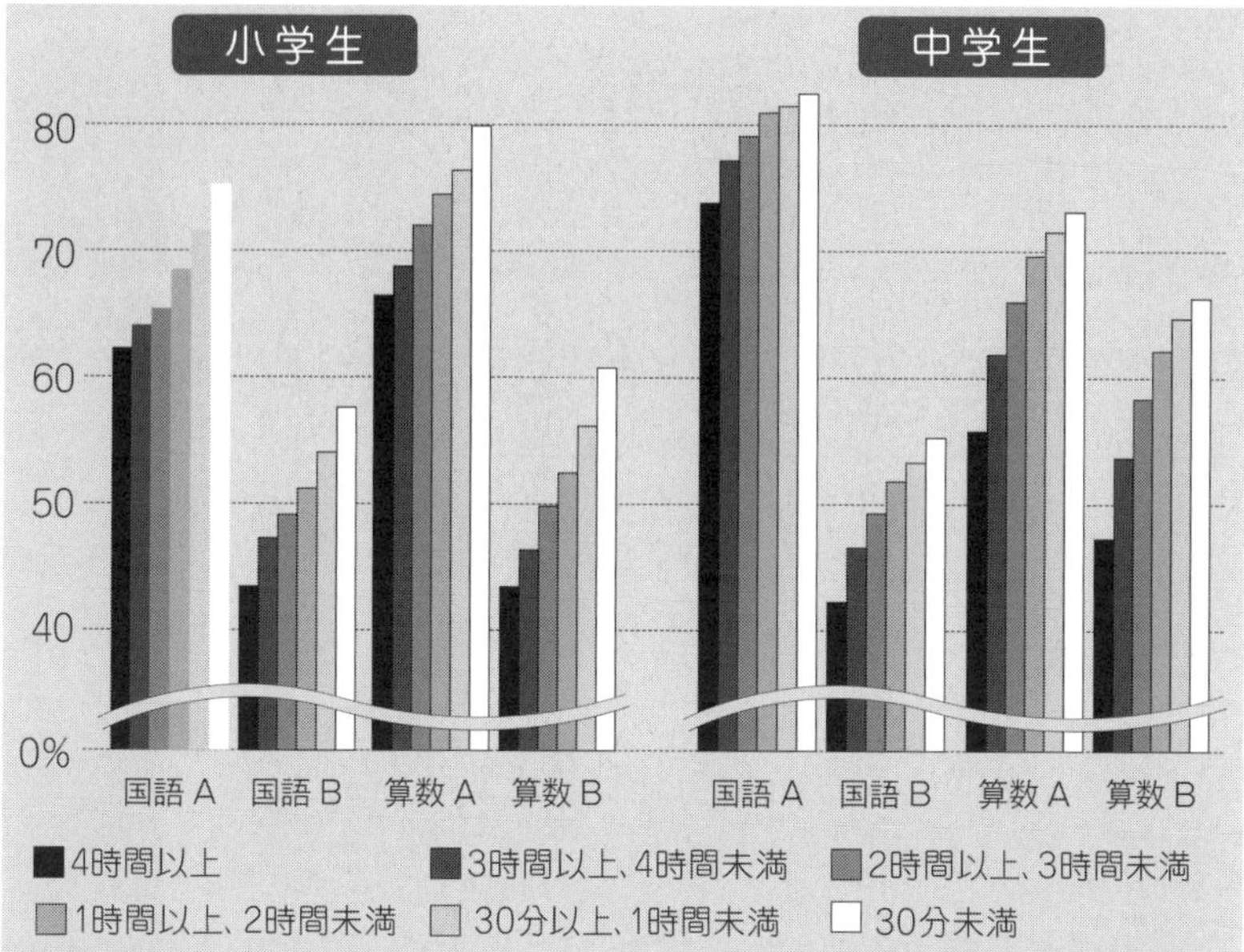

2014年8月末　文部科学省「全国学力・学習状況調査」

月～金曜日の間、携帯やスマートフォンで通話、メール、インターネット（ゲームを除く）を4時間以上行う中学生は約11%、30分未満は約16%、算数Aの平均正答率では、4時間以上の生徒が55.7%、30分未満の生徒は72.7%。国語Aは、前者が73.5%、後者が82%。おしなべて、使用時間が長い生徒ほど成績が低いことがわかっています。

流の低下にあると考えています。スマートフォンの依存症、そこから起こる犯罪やいじめなどのトラブルも人間らしさが失われている証しです。

胎児や乳幼児は、頭蓋骨が薄く、脳の神経繊維は電磁波を防御する髄鞘に包まれていないので電磁波の影響を強く受けます。細胞分裂が活発な時期の6歳までの乳幼児、卵子を成熟させる段階の第2次性徴期の女子（小学校5年～中学2年）は使用しないほうがいいでしょう。

松果体を襲う超低周波電磁波

携帯電話の電磁波に加えて、日本で問題となるのは、電気コンセントとそれにつながっている電化製品からの超低周波電磁波です。住まいやオフィスの屋内配線は、常に電圧がかかった状態にあり配線が重なった場所や配電盤周辺からは、かなり強い電場が発生しています。生活環境そのものが、アース（地面に打ち込んだ金属棒を通して、電気の逃げ道をつくる）をして過剰なものをとり除くことが必要な状況に変わってきています。

電磁波をあびると、脳の前頭前野の血流が低下することは、すでにお話したとおりです。前頭前野の血流が低下すると、脳の中心部にある松果体に影響が及びます。

松果体は、体の中でいちばん最初に完成し、受胎後3週間ではっきり確認できる松の実の形をした小さな器官です。松果体は、第三の目と呼ばれ、五感を超えた超感覚センサーで透視能力、想像力、洞察力、直観力とかかわるチャクラです。エネルギー機能をより高い意識レベルへとひきあげる、スピリチュアルな観点から健康をつくる大切な器官です。松果体は、腎臓に次いで流れ込む血液が多い部位ですから、血流の低下は、松

電化製品の電磁波

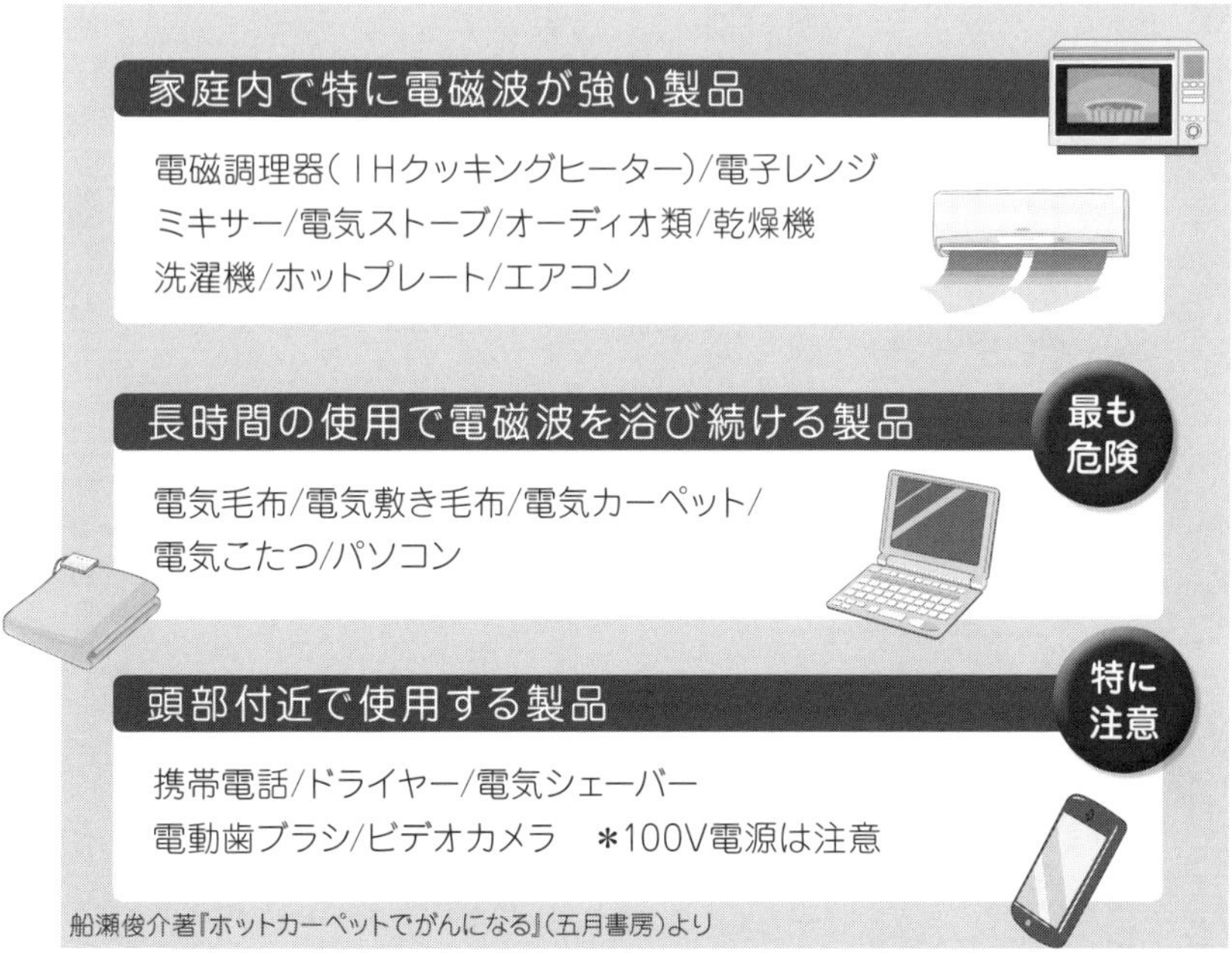

船瀬俊介著『ホットカーペットでがんになる』（五月書房）より

果体の機能、メラトニンというホルモンの生成・分泌を抑制します。

メラトニンは人間の進化の過程でできあがったホルモンです。海中生活の間は、海水からカルシウムを簡単に手に入れることはできましたが、陸に上がって生活するようになると容易ではありません。体内のカルシウムを溶かして使うために、そして陸での酸素の弊害を減らすため（抗酸化機能）につくり出されたホルモンです。

また、光によってその分泌量を調整し、睡眠をコントロールしています。子どもの頃に多くつくられ、ピークは10歳の頃、思春期とともに減少し性ホルモンに変わっていきます。年をとると朝早く目覚めるのはメラトニンの分泌量の減少によるものです。

残念ながら電磁波の影響によってメラトニンの分泌が抑制された研究報告は隠蔽されてしまっています。

しかし、海外で時差ぼけのときに、太陽の光をあびるとメラトニンがつくられなくなり眠気が解消することからも、自然界の電磁波（太陽光）からでも影響を受けるのですから、人工電磁波が松果体に影響を与えるのは、当たり前と考えるべきでしょう。

メラトニンが減少すると、松果体にカルシウムがたまり石灰化します。体の酸化を抑制する抗酸化機能が低下し老化を促します。また、メラトニンの減少により拮抗関係にあるエストロゲンが増えるので乳がんになる可能性が高くなります。そしてメラトニンはがん細胞を攻撃するＮＫＴ細胞の働きを活性化する働きがありますから、その減少は免疫機能をも低下させていきます。

人間は行動を起こす前に、松果体であらかじめ自分の潜在意識（心の活動）の情報を受けとり、視床下部に広げ、その後、判断能力を司る前頭葉へと伝えています。この松果体が影響を受けるのですから、心や潜在意識の情報を自分自身が受け止めることができず、人にも伝えられない状況になっても無理はありません。増え続けているうつや引きこもりの背景には、電磁波問題がひそんでいるといってもいいでしょう。

家電製品の中でも問題が多いのは、直接体に触れる機会が多く長時間使用する電気カーペットや電気毛布です。ノーベル賞作家の川端康成氏の主治医だった栗原雅直先生もその著書で述べているように、川端氏の自殺原因の一つとして常用していた電気毛布の電磁波が考えられると指摘をしています。当時の電気毛布は今以上に強い電磁波でその対策もされていませんでしたから、松果体への影響でメラトニンの分泌が抑制され、精神のバランスを崩した可能性は充分考えられます。

オール電化住宅で取り入れられている電磁調理器（ＩＨクッキングヒーター）も電磁波の量（２００ミリガウス以上）は半端ではありません。料理をしている間は離れられません。長年使用し続けると、不調が続き病気を発症する原因の一つになりかねません。また、頭部に直接使うドライヤーや口腔から脳に影響が及ぶ電動歯ブラシの電磁波にも注意が必要です。

このように電磁波は、人間の本質的な機能に影響を与えてしまいます。結果的に病気や症状を悪化させる原因とかかわっているのです。

有害な電磁波から体を守る

予想外に増加し続けている人工電磁波の対策は、自分で行うしかありません。

電磁波の影響を受けないためには、電磁波が距離とともに急激に減る性質を活用して、できるだけ電磁波の発生源から離れることです。テレビやパソコンはなるべく体から遠いところへ置く。強い電磁波を出す電化製品は子ども部屋に置かない。体に密着させて使う電気カーペットや携帯電話などに注意をする。電子機器の使用はなるべく短く、待機電力を使う家電の電源をこまめに切る。これらを習慣にすることです。

人生の約三分の一を占めている寝ている間は、人間は最も無防備な状態になるので、電磁波の影響を大きく受けやすくなります。ベッドの頭部の枕元や足元には電源が必ず付いています。コンセントに差したままの家電製品は置かないようにしましょう。

壁の中を縦横無尽に走っている電気配線からの電磁波が静電気を発生させ体に溜め続けるので、ベッドは窓際に置かないようにし部屋の中央で寝ましょう。金属製パイプを使ったベッドやスプリングコイルの入ったマットレスは使わず、木製のベッドに布団を

ベッドと電磁波

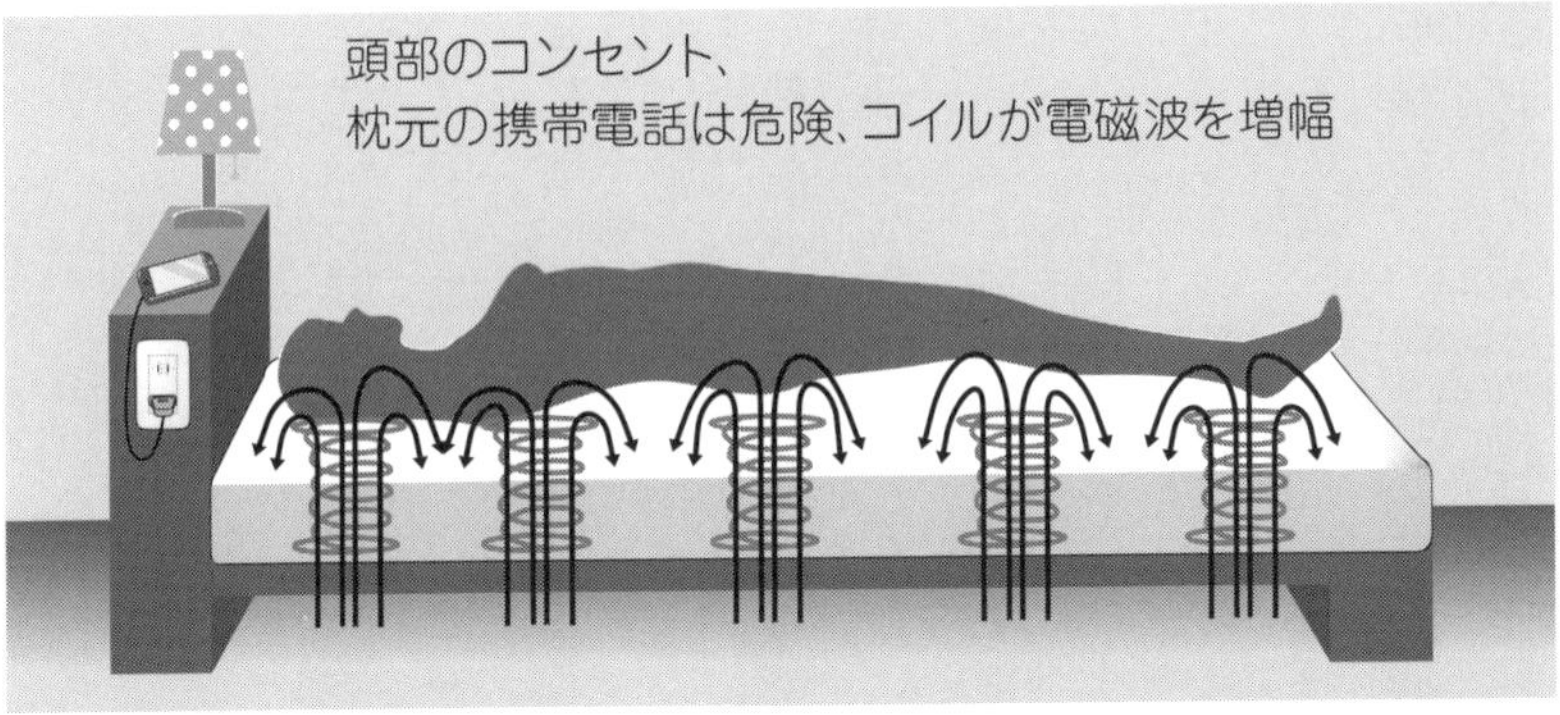
頭部のコンセント、
枕元の携帯電話は危険、コイルが電磁波を増幅

敷いて寝る。少なくとも電気コンセントからは2m以上離れ、配電盤の上やすぐ側では寝ないのがいいでしょう。

特にスプリングコイルの入ったマットレスは、電磁波を増幅させる構造になっているといえます。スプリングコイルは、家中に飛び交う電磁波を呼び寄せるアンテナの役割を果たし、電磁波が金属コイルに吸着していくときに、体を通過し重大なダメージを与えていきます。がんを予防するために私の意見を伝え、使用しないようすすめています。

ヨーロッパでは電磁波から身を守るため、金属コイルを使用しないノンコイルマットが主流です。日本人の多くは、ベッドの金属部分からまさか電磁波が出ているとは思っていません。眠ることで疲れがとれないことも電磁波が原因です。

たとえば寝室が2階、スプリングコイル入りのマットレスで寝ている人の場合、床下には1階の電気配線が通っています。1階の天井に取り付けてある照明の電気配線は、2階の床下にあり、電気配線から電磁波がコイルに増幅されていくので、10年も経つといろいろな症状が起こります。一戸建て住宅の場合は、床下に電気配線の少ない1階で寝るのがいいでしょう。

電磁波は、体内では血液中の鉄分に作用し血流を悪くします。その結果、脳の場合は、前頭葉の血流を低下させてしまいますから、認知症やうつ病、不安神経症、脳梗塞などを発症しやすくなります。また心臓の場合には、血流が悪くなると、心不全や狭心症、不整脈が起きてきます。

当クリニックでは、自分が電磁波過敏症であること、そして何よりも患者さんに快適な環境を提供したいと、レジナ社のオールアース技術を採用し施工しています。特殊な導電性シートスパンボンドを床や壁など屋内配線の通り道となる箇所に敷き、シートをアースし配線から発生する電場を逃がしたオールアース住宅です。世界で最も厳しいスウェーデンのVDTガイドライン（25V／m以下）の基準値にあわせています。

そのためか電磁波障害の患者さんからは、他のクリニックに行った時のようなイライラする、目がかすむ、頭が重くなるなどの症状が出ないといいます。さらに難治性のアレルギー性結膜炎や難治性の花粉症の方が、クリニックに入ったとたん、症状がまったく消えてしまうことが起こっています。こうした方から「なぜ、このクリニックでは症状が消えるのか」とよく聞かれますが、「それは、病気が治りにくい原因が電磁波障害によるものだからです」と答えています。もちろんオールアース住宅に加えて人体に電磁波ブロッカーを装着したり、地磁気を補ったりすることで約70％が解決するようです。

大切なことは、電磁波をむやみに恐れるのではなく、電場と磁場を上手にコントロールしていく方法を知ることなのです。現在、私たちの生活は、人工の電場や磁場が過剰になっている一方で、自然な磁場は不足している状況にあり、体の中でも同じような状態が起きています。体が必要としている自然な磁場は、有害な人工電磁波から私たちを守るバリアの役割をしていて、その材料になっているのが地磁気です。地磁気の不足が、体のトラブルを発症しやすくさせています。もっと積極的に磁気で刺激をして磁場の不足を解消すれば、静電気が減り生体電流の流れを変えることができます。

磁場の不足を補うには、地磁気とほぼ同じ作用を持つ交流磁気治療が力を発揮してくれます。実際、毎日もしくは2日に1回、集中して交流磁気治療を受けているアトピー性皮膚炎の患者さんには、著しい治療効果が現れています。交流磁気治療器も電場を発生していますが、その構造上、人体に悪い影響は及ぼさないようです。

コラム

塩水で静電気除去

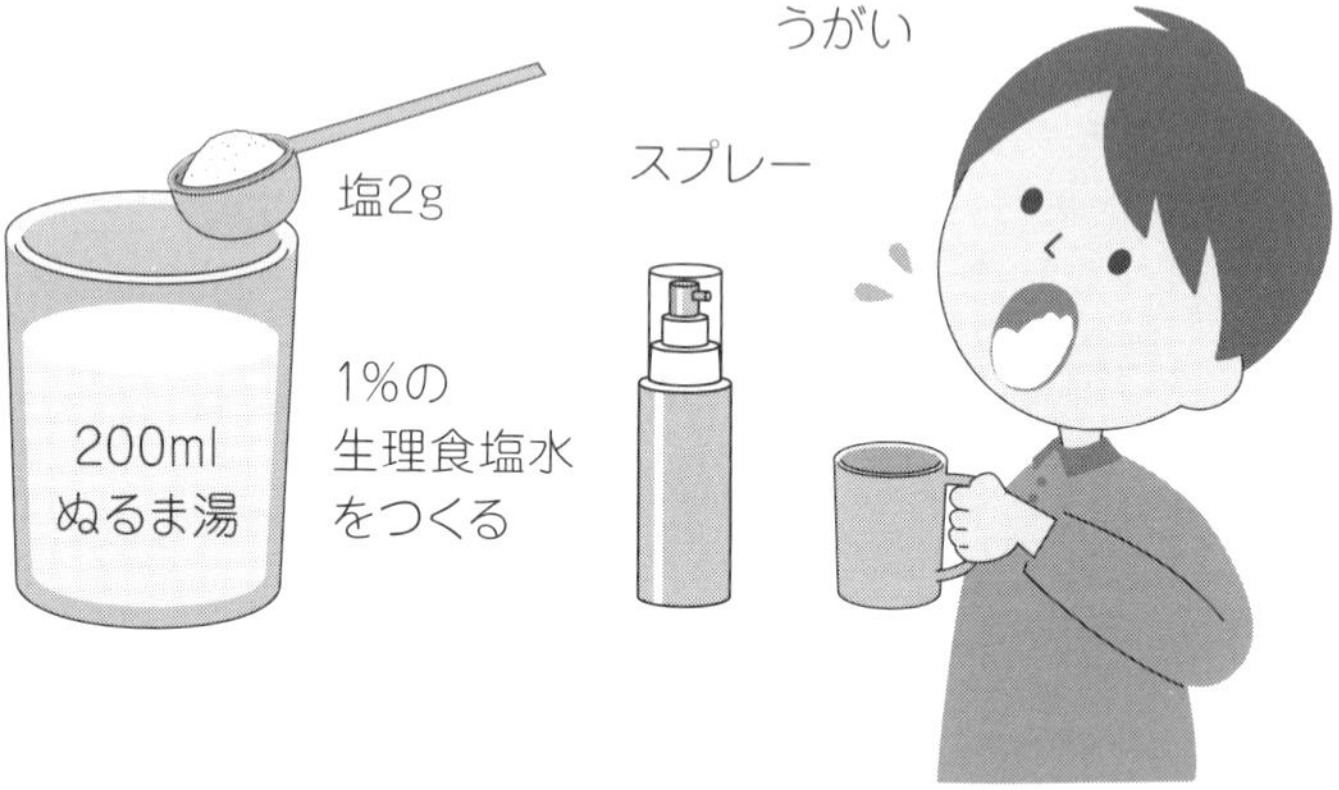

昔は、素足が土や草に触れる機会が多く、静電気は自然にアースされていましたが、ゴム底の靴を履くようになりなかなか抜けなくなっています。

静電気を除去するには、塩水を活用すると簡単です。200ccのぬるま湯に2g（100分の1の割合）のミネラル豊富な自然塩を混ぜ1％濃度の塩水をつくります。塩水でうがいをしたり、塩水を皮膚にスプレーすると、水に溶けてイオンとなったミネラルが静電気を中和してくれます。

アトピー性皮膚炎の場合は、過剰な静電気がとれると、症状はよくなり、強い薬を使う必要がなくなります。海水浴をすると症状がよくなるのも、海水が静電気を除去してくれた効果によるものです。

丸山修寛

第4章

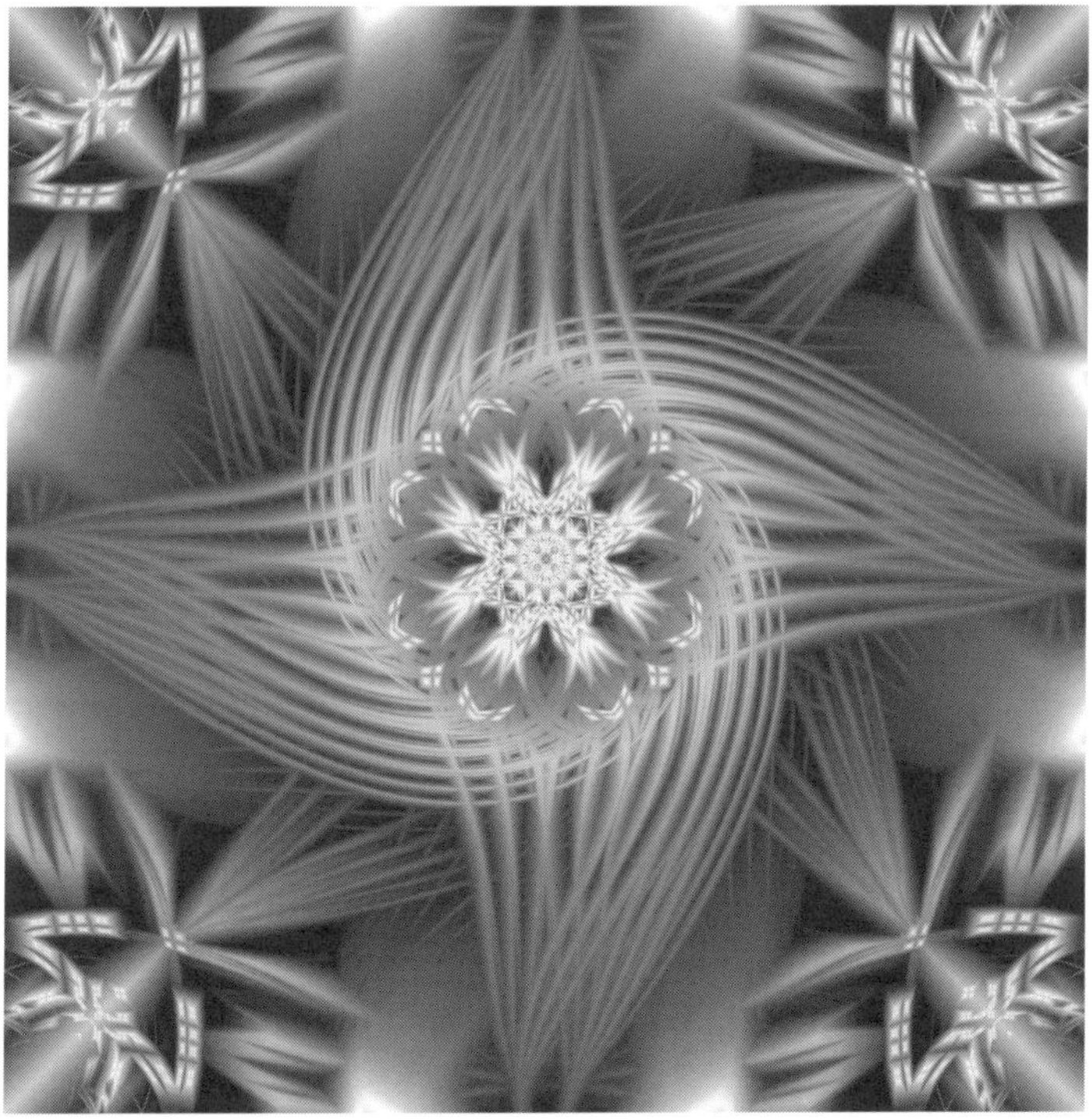

治療の実態

―永野医院―

永野剛造

さまざまなエネルギー治療を組み合わせて
漏れ、滞り、変質したエネルギー体を
改善に向かわせます

永野医院の免疫エネルギー治療

永野医院のすべての治療は患者さんのエネルギー（気）を測定し、エネルギーを高める治療です。

日本では数台しかありませんが、アキュプロVという波動測定器（磁気共鳴分析器）を使って独自の方法でエネルギーを測定します。金属プレートの上に患者さんに手をおいてもらうだけで、必要なコードを音の変化によって耳から聞きとります。訓練を積み重ね患者さんが座って1分でエネルギー状態の測定をできるようになっています。

エネルギーは6段階あります。レベル1は病人、レベル2はいつ病気になってもおかしくない半病人、レベル3はエネルギーが悪いのですが平均的な普通の人、レベル4は元気な人「GOOD」、レベル5はとても元気な人、元気な子ども「HIGH」、レベル6はスポーツ選手「SUPER」です。

初診の患者さんのエネルギーを測定すると、ほとんどのエネルギーレベルは1もしくは2です。エネルギーがとても低く、「病人のエネルギー」を示しています。これは気

エネルギー(気)と体の関係

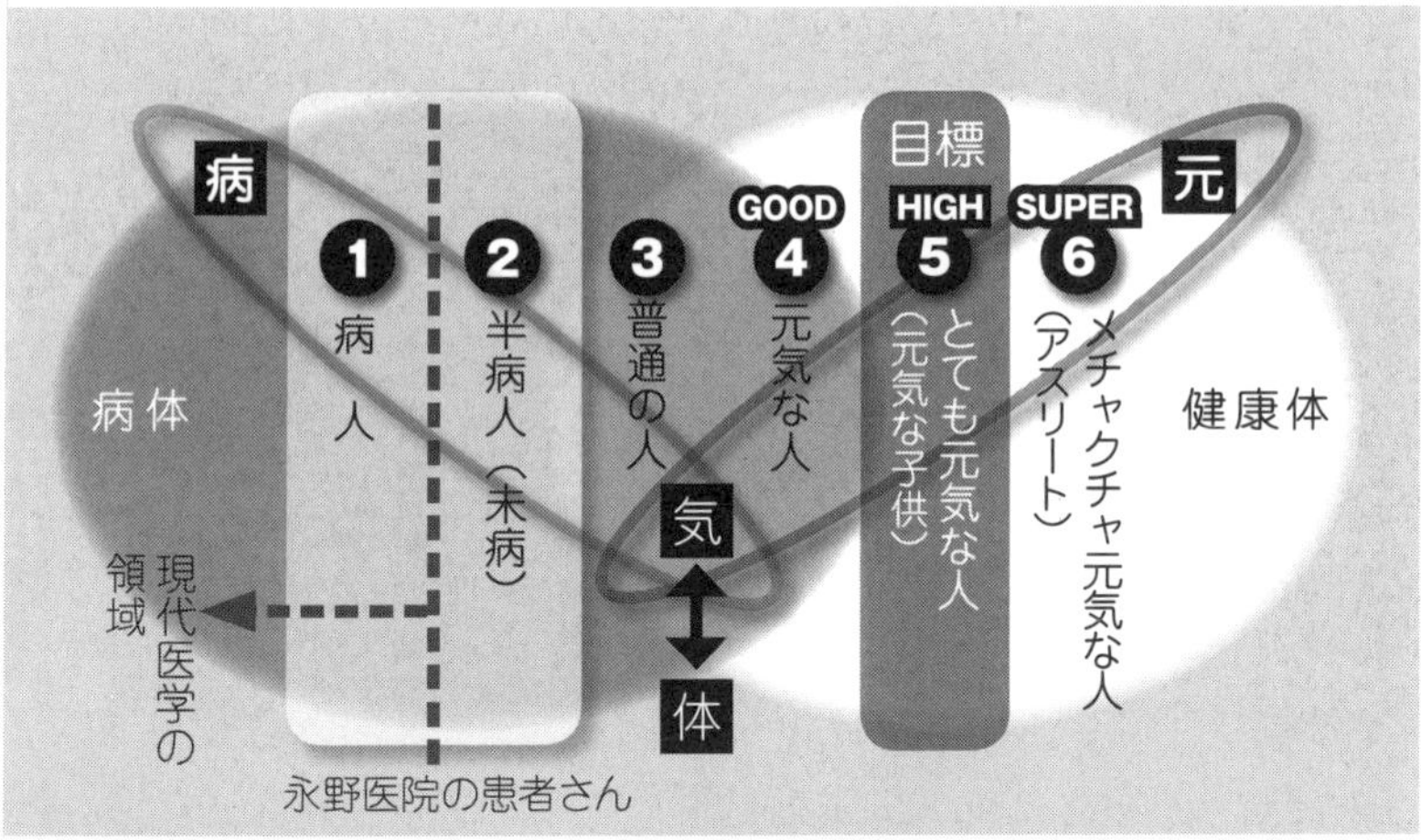

波動測定器アキュプロV

体の細胞、組織、臓器の状態、ゆがみ、未病の段階まで読みとれる。がんの波動、放射性物質の有無、心の状態など、たくさんの項目を知ることができる。

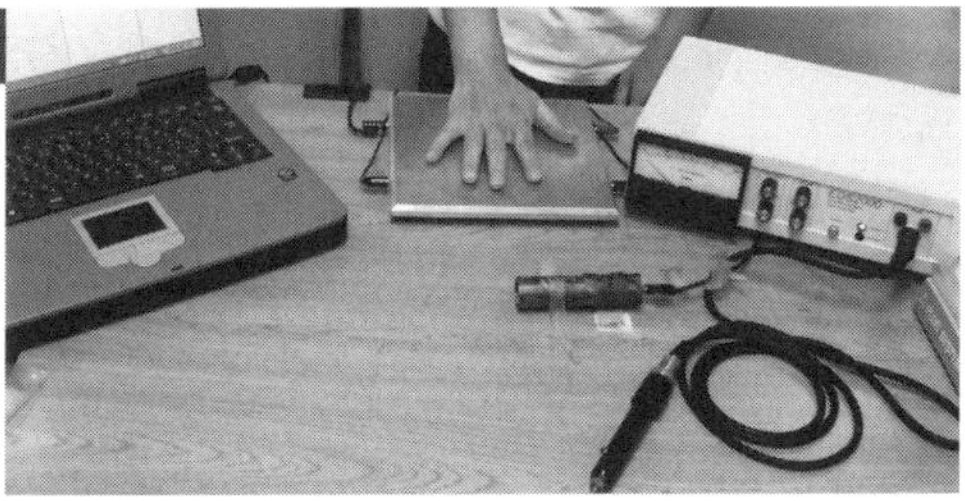

永野医院の診察料金(消費税別)※費用は病気(治療法)により異なります。

基本診察料(原則必要)	1,000円	脱毛症針治療	3,000円
交流磁気ベッド	1,000円	自律神経免疫治療(つむじ療法)	5,000円
血液検査(原則的には、保険負担金額で実施)		波動療法(波動水含む)1回※	15,000円
白血球分画	600円	※エネルギー体の治療で、3〜6カ月に再検査	
白血球分画とIgE	1,500円	※月に1回 3,000円の波動水を補充	
白血球分画と肝機能	2,000円	パッチ波動水	500円

自由診療には、高額な費用がかかるというイメージがある。高額料金はストレスとなり治ろうとする病気も治らず悪化させる原因になるため、他院とは比べものにならないほど安い設定にしている。患者さんが「先生はやっていけるのだろうか」と心配してくれるほど安い。

＝エネルギーの流れが滞った状態、「気の留滞」を表しています。この状態が本来の「病気」で、これが解消すれば病は自然に治るというのが東洋医学の根本の考え方です。

当院では、数回の通院で患者さんのエネルギーレベルを5（元気な子ども）にすることを治療の主眼としています。行っている治療は、一言でいうと、「気＝エネルギーを正常に戻せば病は治る」というものです。

その治療法は、波動療法、頭皮針療法、交流磁気療法、熱刺激療法、主に以上の4つにわけられます。

波動療法はエネルギー体の歪み、漏れ、エネルギーの補充、鋳型の修正など、エネルギー体そのものの修復を行います。頭皮針療法は気を流したり、自律神経を調整する治療ですが、なかでもつむじ療法は「気の留滞」、気の流れをよくする治療です。

熱刺激療法は民間療法ですが、注熱による遠赤外線の効果は、自律神経の偏りを揺り動かし患者さんの痛みや苦痛をかなり軽減してくれます。

つむじ療法と熱刺激療法はともに肉体を刺激してエネルギーを上げてくれます。

交流磁気療法は磁気の特性を利用して体の中にエネルギーを涌き出させる治療です。機械的なものですから効果は一時的ですが、繰り返して使用しているうちに体が勝手に

免疫エネルギー治療（人間＝肉体+エネルギー体）

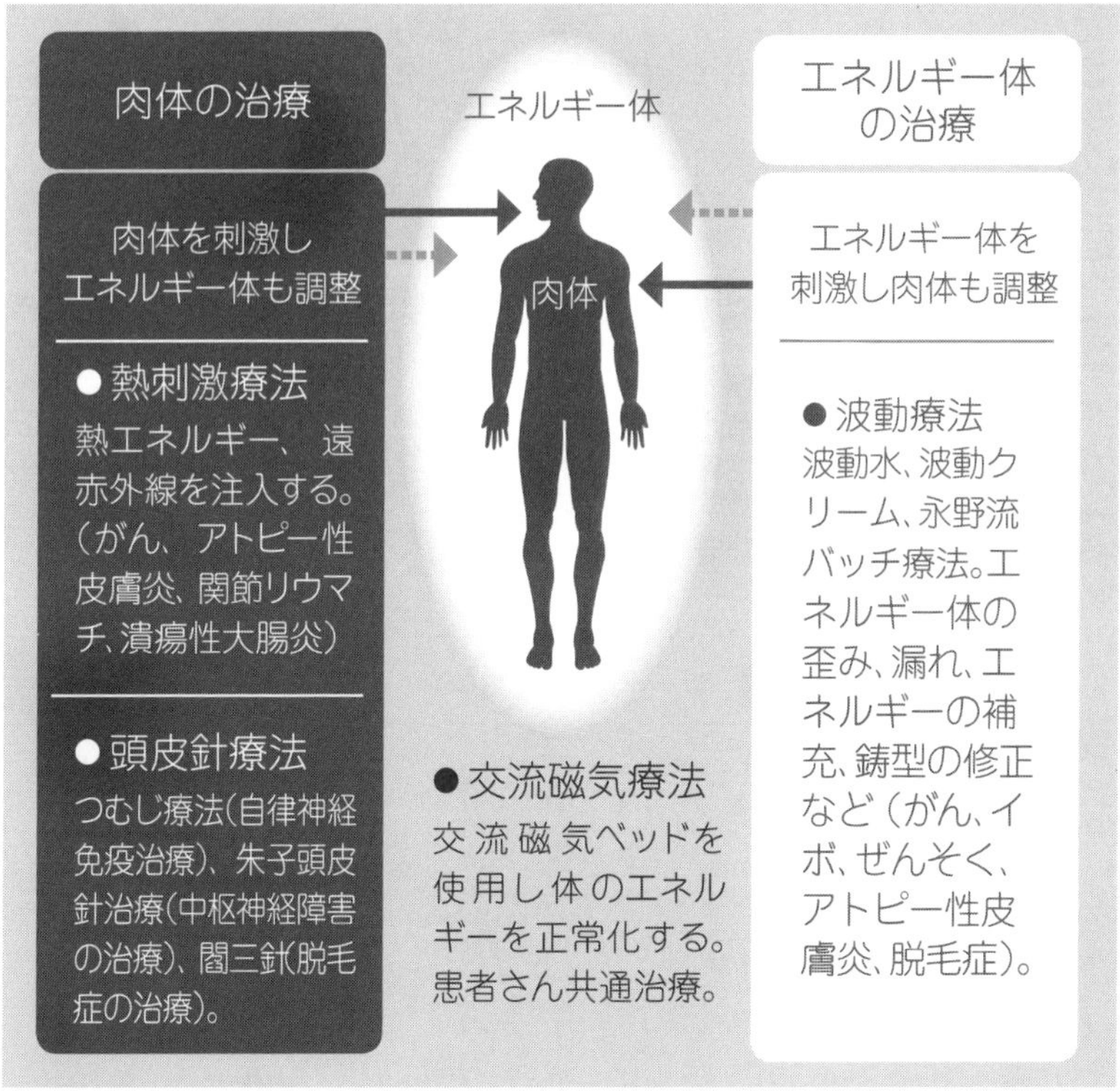
肉体の治療
肉体を刺激し
エネルギー体も調整
●熱刺激療法
熱エネルギー、遠赤外線を注入する。（がん、アトピー性皮膚炎、関節リウマチ、潰瘍性大腸炎）
●頭皮針療法
つむじ療法（自律神経免疫治療）、朱子頭皮針治療（中枢神経障害の治療）、閻三針（脱毛症の治療）。
エネルギー体
肉体
●交流磁気療法
交流磁気ベッドを使用し体のエネルギーを正常化する。患者さん共通治療。
エネルギー体
の治療
エネルギー体を
刺激し肉体も調整
●波動療法
波動水、波動クリーム、永野流バッチ療法。エネルギー体の歪み、漏れ、エネルギーの補充、鋳型の修正など（がん、イボ、ぜんそく、アトピー性皮膚炎、脱毛症）。

調整していく面白い治療法です。交流磁気療法は肉体を刺激しますが、エネルギー空間からエネルギーを引きずり出してくる治療法といえます。

このほか、サプリメントを使用しますが、患者さんは自分のエネルギーを下げてしまうサプリメントを長期間とっていることが多く、自分のエネルギーを高めてくれるかどうかもアキュプロVで判断しています。こうした治療法を駆使し患者さんのエネルギーを高め治癒へ導きます。

ウイルス性イボ、免疫力を高める波動療法

イボの原因は体にすみついているヒトパピローマウイルスです。

本来、免疫力が高く、血流がよければウイルスが体にとどまりイボを発症させることはありません。

一般的に皮膚科では、イボの治療には液体窒素を使いウイルスを死滅させます。その痛みはとても強烈で、患者さんにとってはストレスの多い治療です。

当院ではイボの治療には波動療法を行います。波動は、生命エネルギー、気、素粒子レベルの振動の世界です。見えないエネルギー体へのエネルギーの補充、修正、改善、正常化を第一に考え、治します。何しろ薬を使わないで治るのですから、一般的には理解し難い治療と思われても仕方ありません。

しかし、波動療法でイボが消滅していくのは事実です。さらに白血球分画検査でもリンパ球と顆粒球の割合が変化していくのですから有効な治療法のはずです。ところが、残念なことに世の中では「科学的根拠のないものは認めない」傾向が強いのです。波動

＝気は、見えないものですから科学的な証明はできません。しかし、2012年2月、日本東方医学会で「イボの波動治療」を発表して波動療法がエネルギーを修正し、病体を健康体に実際治せることを証明しました。

イボの波動療法は、まず患者さんの波動を測定し、波動水と波動クリームをつくります。波動水は、患者さん一人一人にあわせて自律神経、免疫、ストレスなどの感情を中心にする基本の修正コードと、イボに関連する異常を正常化する修正コードをエネルギーの高い天然水に直接転写したものです。波動クリームは、イボのある部分のエネルギーを修正する波動を転写させたものです。

副作用のない水薬とクリームです。波動水はよく振って毎日20mlずつ5回飲んで、波動クリームは直接イボに塗って、体の中と外からエネルギーの修正を行います。毎日使っていると、イボは徐々にはりをなくし枯れるようにしぼみ、やがて血管の壊死が起こりイボは自然にはがれて消滅します。

しかも、イボの消滅する過程は、白血球分画検査の結果と連動していますので、患者さんの目で状況と数値を確認することができます。イボの症例は、エネルギー体と病の関わりを客観的に評価でき、波動療法が本物であることを説明するには最適です。

患者さんの中でも特にリンパ球の割合が高い場合は短い期間で治癒に向かい、顆粒球の割合が高い場合は、時間を要しますが、リンパ球の割合が高くなるにつれて徐々に変化が始まります。

しかし、リンパ球の割合と数が正常であってもエネルギーレベルが1の人は、エネルギーがうまく回らず免疫系が落ちてイボに悩まされています。

ストレスによって「体のエネルギーが悪いと、免疫系も自分の役目を果たせない」ようで、肉体とエネルギー体がバランスよく働くことが「元気で生きる」条件のようです。

ウイルス性イボの3症例

治療前 / 治療後

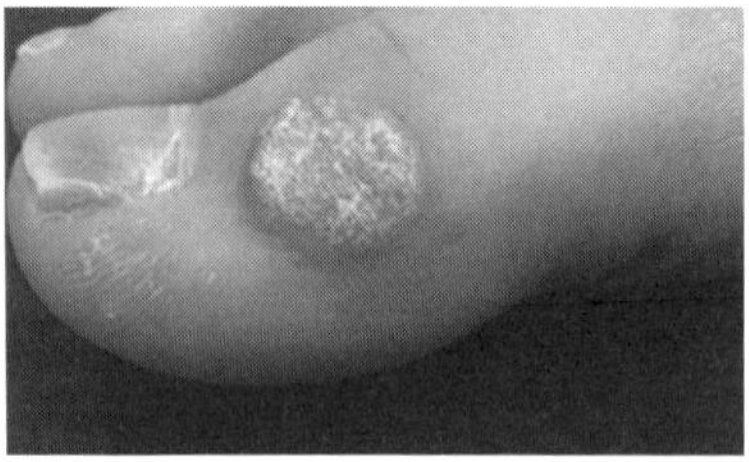

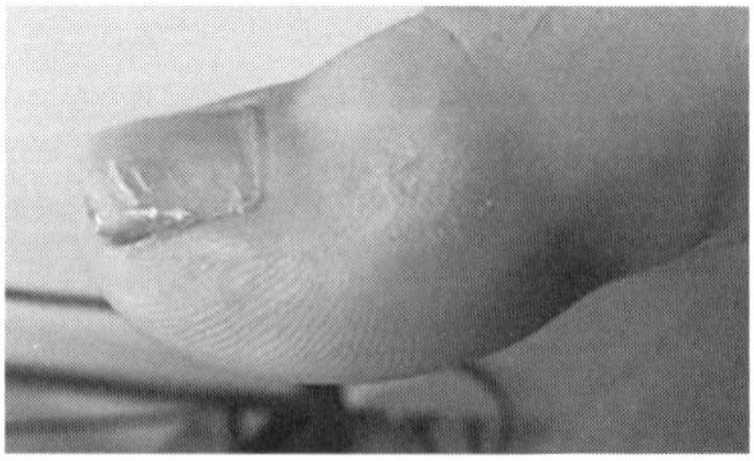

症例	白血球数	リンパ球	顆粒球	備考
A	5100個	37.2% 1897個	57.7% 2943個	ほぼ正常、エネルギーレベル1、陰虚
B	3600個	24.4% 878個	67% 2412個	リンパ球が%、実数ともに少なく、免疫系、自律神経系が不調な状態、イボで18年悩む
C	8100個	34% 2754個	58% 4698個	ほぼ正常、エネルギーレベル1、陰虚

体験

波動水で消えた足底イボ

治療法
波動療法
交流磁気療法
微生物酵素

石川栄子(仮名)
栃木県
1961年生まれ

私の娘は2009年2月に足底にあるイボに気づき、病院に1~2週間に一回の間隔で9カ月間通い続けました。皮膚科での治療は、液体窒素と軟膏を使用したり、ときにはホメオパシーのレメディを服用したりしました。液体窒素で焼く治療は痛みが強く、痛さで夜も寝られず、かなり苦痛でストレスになっていました。また、プールに入れないなど、行動の制約もあり嫌がっておりました。ホメオパシーは効果がみられ、一時的にイボが小さくなりました。

一度、イボがなくなったので皮膚科での治療は終わりましたが、通院の負担や治療の痛みによる精神的な苦痛が大きかったようです。

その後、2012年に中学生となり、小さいイボが見つかったものの生活に支障がなかったため、放置していました。すると、2014年7月に足底のイボが大きくなり、歩いたり部活をする時に痛みが強くなったため、永野医院を受診させていただきました。

永野医院を受診しようと思ったのは、今までの治療では痛みや精神的、時間的な負担が大きいことと、根本的な治療とは考えにくく再発するのではと感じたからです。また、永野先生の著書『非常識の医学が病を治す』（実業之日本社）を読み、治療効果の素晴らしさとイボの完治だけではなく体全体の健康へとつながると感じたからです。

まず永野医院では、初診時に波動を測定しました。はじめはエネルギーはレベル2の半病人でした。その後、エネルギー体を修正する波動を転写し、娘専用の波動水とエナジークリームをつくっていただきました。

波動水をその場で20ccほど飲み、波動を測定すると、なんとエネルギーがレベル5まで上がっていました。目の前で、このような劇的な効果を見せていただいて、その効果にとても驚きました。

初診時には、採血し現在の免疫力の状態（白血球数6400個、リンパ球34・4％2201個、顆粒球57・6％3686個、単球6・1％390個）も調べました。

その後、娘は、波動水を飲み、波動クリームをイボに塗りました。すると、5日目くらいにはイボが小さくなり黒い点（壊死状態）のようなものになりました。痛みもなく変化が早く、今までの治療が嘘のようでした。

娘の実感としては、今まで眠くて仕方なかったのが、少し眠気がなくなったような気がするといっていました。また、髪の毛のクセがつきにくくなったとも言っていました。

娘は中学3年生、受験生でしたが、永野先生に体は元気に向かっているから、自信をもって勉強ややりたいことに挑戦するように励ましていただいていてとても勇気づけられました。また、前向きな気持ちをもつことが体と心を健康にしてくれることや自律神経と免疫の関係なども娘にもわかりやすく話してくださいました。親子で、健康に生きていくために必要な考え方を教えていただいて、一生の宝となりました。

イボ治療をきっかけに心のあり方や生き方を見直すことができて、本当によかったです。おかげさまで、4カ月という短い時間でイボがなくなりました。

実は、私は看護師とフラワーエッセンス（エドワード・バッチ博士による花のエネルギーのエッセンスを水に転写したレメディによって心のバランスの乱れを調整し癒す治療法）のセラピストなのですが、目に見えない波動という世界を血液検査データとイボの消失という形で目の前で見せていただけ、波動療法は素晴らしいと確信がもてました。このように安全安心な波動療法の存在を多くの患者さんが知り、心と体に優しい治療が広まっていってほしいと強く感じております。ストレスもなく治癒できたこと、先生のお考えに出合えたこと、とても嬉しく感謝しております。

アトピー性皮膚炎　炎症を抑える微生物酵素

アトピー性皮膚炎の患者さんは、初めは副交感神経優位で、過剰なリンパ球が食物、ダニ、花粉などのアレルゲンを敵とみなして排除しようと反応を起こします。ステロイドなどの薬剤を慢性的に使用し始めると交感神経優位となり、過剰な顆粒球が活性酸素を放出し、体内では慢性的な炎症が起きています。

エネルギー医学からみると、アトピー性皮膚炎は、皮膚のバリア機能が崩れ、エネルギーが漏れて体全体のエネルギーが落ちている状態です。体が温まってくると、かゆみが強くなりかき続けるため睡眠障害によってさらにエネルギーが落ちていきます。

エネルギーを補充すると、絹ごし豆腐のような皮膚のジュクジュクは、バリアが保たれると乾燥し始め、木綿豆腐に、そして高野豆腐になり、最後にはレンガのような強い細胞になりエネルギーの漏れがなくなります。

ただし、アトピー性皮膚炎になった経緯や経過は患者さん一人一人によって異なるので治療の組み合わせには工夫が必要です。

ひどい炎症のある患者さんにまず使っているのが微生物酵素です。

微生物酵素には、微生物自身がつくり出す天然のビタミン、ミネラル、ホルモン、アミノ酸、核酸、補酵素などの生理活性物質と、微生物由来の糖脂質が含まれています。野菜や果物を熟成発酵させた酵素ではなく、水や土を浄化させ動植物を再生させていく微生物の力を人間の体の浄化にも応用したものです（戸田順博氏開発）。その基礎研究では、免疫力の上昇（マクロファージやNK細胞を活性化）、炎症の抑制、疲労や痛みの軽減に働きかけることがわかっています。微生物酵素のエネルギーを測定してみると、レベルは5と高く、とり始めると、頭ののぼせがとれ排泄がよくなり末梢の血液まで循環がよくなります。エネルギーを高め、炎症を抑えてマクロファージを活性化し白血球のバランスの調整に役立つ働きを持っています。そして、何より炎症反応を表わす生理化学物質TARCの値を驚くほど減少させます。炎症の強さはTARCの値とほぼ一致するといわれていて、大人の基準値は450pg／ml未満、軽症は700pg／ml未満、中等症以上は700pg／ml以上です。当院でTARCの値が54110と最高値を示した患者さんは、微生物酵素により約4カ月間で白血球の数が減り始めリンパ球の割合と数が徐々に増え、治癒に向かいました。

体験

TARC5万以上からの回復

治療法

波動療法
交流磁気療法
微生物酵素

松岡卓也（仮名）
東京都
1976年生まれ

体中がむくみ、肌はあちこち裂け、排泄機能まで低下し、睡眠もままならず、改善の兆しもなく、ただただ堪え忍ぶ毎日でした。途方に暮れて訪れた治療院で紹介されたのが永野医院でした。かつて、ステロイド治療の副作用で肌が壊され、生活も壊され、脱ステロイドで筆舌に尽くしがたい苦しみを味わって以来、病院へは二度と足を踏み入れまいと心に決めていました。

しかし、他の治療院の先生の「絶対に信頼できる先生だから」という言葉と、妻の強いすすめに押し切られ、２０１４年２月、11年ぶりに病院の敷居をまたぐことになりました。診察に先立ち永野先生の著書『「エネルギー医学」で病気を治す』（コスモの本）を読み始めました。本に書かれているのはプラス思考やエネルギーのことばかり、およそ医者らしくない医者だな、という印象を持ちました。

初めての診察で、エネルギーを測定し、エネルギーが最低で心がめちゃめちゃの緊急事態であることを指摘され、バッチフラワー水「レスキュー」を処方されました。そのおいしかったこと、体中に元気が行き渡るようで、毎回、どんな種類が出されるのか楽しみになりました。この時から、週2回、通院が始まりました。先生から伝えられたのは「急激にいろいろな治療をすると反動が出て大変だからゆっくり確実に6カ月くらいかけて治そう」という方針でした。先生は、細かいことはほとんど訊きません。あっけないくらいです。その代わり、患者さんの実例を挙げ、「きっと、よくなるから」と希望を持たせてくれました。よくなった状態を思い浮かべる、気にしてもしょうがないことは気にしないなど、プラス思考の考え方をアドバイスしてくれました。

月に1回、分厚く硬い象のような肌に注射針を通して血液検査をします。初めての検査結果は、TARCが正常値の100倍、54110pg／ml。「新記録だ。レジェンドだ」と笑い飛ばして伝えてくれました。1日の大半は布団の中で過ごしていたのですが、「なるべく起きていた方がいいよ」と背中を押されました。肌の裂け目から出る膿は「悪いものだから出した方が早く治るから」と、覆うこともせず出るに任せました。

先生が気にかけているのは日々の症状の変化ではなく体のエネルギー状態です。私もいつの間にか、症状の変化に一喜一憂するよりも、精神状態を安定させることに神経を使うようになりました。ある時、ふっと悪化した原因に思いあたりました。それは仕事上のストレスでプラス思考とは対極の心理状態だったことです。それ以来、どこが悪い、何が痛いというより、何か一つでも改善した点を探し出し先生に報告するようにしました。1時間続けて眠れた、寝返りを打つのが楽になった、足を伸ばして歩けたと……。「眠れるようになると一気によくなるよ」という先生の言葉通り、体はだんだん楽になっていきました。すると、それに比例して、TARCの値も順調に減少し、一度も悪化せずほぼ正常値に近づき、みるみる健康体をとり戻していきました。

途中、アレルギーマーチ（アレルギー症状が次々発症）で何十年ぶりに喘息を発症、咳のしすぎで肋骨を折るなど、予想外もありましたが、無事乗り越え、6カ月で健康になりました。これだけ体が楽なのはいつ以来だろうかと、懐かしく思うほどです。医院まで電車を乗り継ぎ1時間。肌が裂けないように足を曲げたまま一歩ずつ不格好に踏み出し、妻の助けを借り、奇異の目で見られながら必死に通った道程が、今はぐっと近くに感じられます。患者は、かゆみ、痛み、いらだち、眠れないなど、症状からのストレスだけでもつらいのです。これに加えて、仕事を失ったり、不利な扱いを受けたり、あからさまに避けられたりするなど、世間からのストレスとも闘わなければなりません。どんなにひどくても難病指定はなく世間の冷たさが身に染みます。だからこそ、プラス思考が必要なのだと強く思います。永野医院での治療法は全く副作用の心配がないので安心して受けることができました。こうした効果的な治療が保険適用外であることは納得いきませんが、治療費は保険診療の病院と比較してさして変わりませんでした。今では通院の間隔は空き、肌の状態を崩すことなく健康体を維持しています。

白血球分画検査データ

日付	白血球数	リンパ球	Ige	TARC
26.2	8500個	12% 1020個	14400個	54110個
3	8900個	13% 1157個	9855個	10680個
4	8500個	15.5% 1317個	13400個	7550個
6	8800個	17% 1496個	13800個	6150個
7	6900個	16.5% 1138個	13000個	2160個
9	6900個	21.7% 1497個	9108個	1110個
10	4700個	22.9% 1076個	9708個	863個

【考察】
体中湿疹で山全体が燃え盛っている山火事のような状態が急速に鎮火に向かったことを示している。初の検査結果は、TARCが正常値の100倍。1カ月後に1/5になったのは驚きである。TARCの変化が微生物酵素の強力な炎症を抑える力を証明している。患者さんは仕事ができるようになり、心から生きる歓びを感じていて、会うたびに人間が一回りも二回りも大きくなったように思える。患者さん自身の頑張りが全てだったとは思うが、少しでもお役に立てたことが嬉しい。

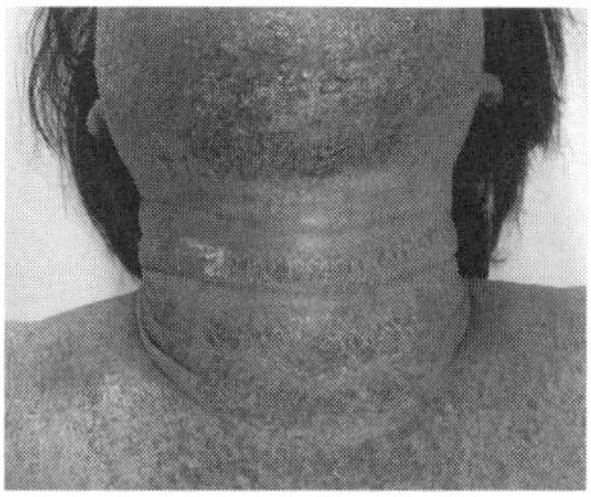
2014年2月7日（初診時）

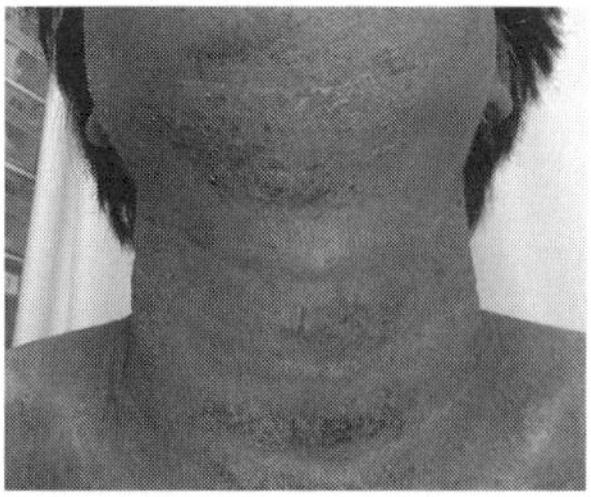
2014年4月9日

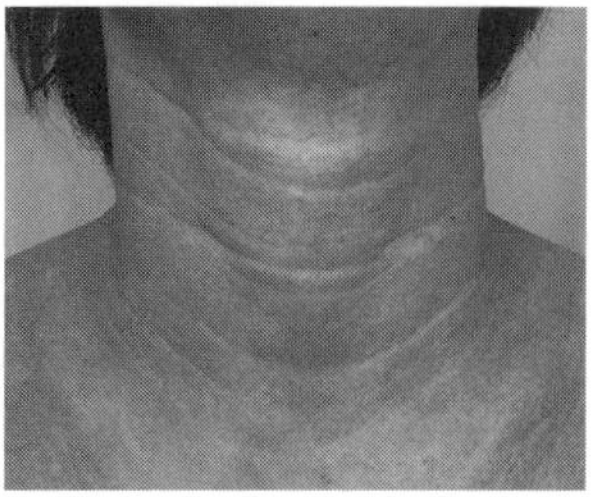
2014年6月24日

がん　総合的免疫エネルギー治療の実践

がんは現在日本人の２人に１人がかかる病です。その発症は、主に生き方が原因といってもいいでしょう。がん患者さんの特徴は顔色が悪く体温の低いことです。がんの好む体温は35度台であることがわかっていますから、体温を上げることが大事です。

当院では、がん患者さんには熱刺激療法をすすめています。患者さんの体に85度の熱刺激を注熱することで自律神経を大きく揺さぶります。アチチというほどの注熱が交感神経への偏りを揺り戻し傾きを副交感神経へと戻します。熱刺激の直後は、一時的に交感神経に偏るので顆粒球が増えリンパ球が減少しますが、やがて副交感神経に傾き始め以前よりもリンパ球が増えてきます。

しかし、抗がん剤を使用している患者さんに熱刺激療法を行ってもなかなか戻りません。がん＝死のイメージが強いので、お医者さんから「抗がん剤を使用しないと命を保障しません」「抗がん剤を使用しないなら入院をお断りします」などといわれると、患者さんは脅迫されて抗がん剤治療を選んでしまいがちです。しかし、私は患者さんに抗がん剤の使用をすすめていません。どうしても使いたいなら3回まで、それ以上は体が回復できないほどの大きなダメージを与えてしまいます。

一例をあげると、免疫を担い病と戦うのは白血球ですが、抗がん剤を使用すると、白血球の数が激減し、リンパ球にも大きな変化が起こります。分画の数値だけをみると、リンパ球の割合が多く、よくなっているように思えますが、抗がん剤使用によって体温が下がりエネルギーが低下しているのでなかなかうまく働いてくれません。

抗がん剤使用を拒否し熱刺激療法を中心に取り組んだ患者さんの体験を紹介しましょう。とても勇気を与えてくれます。

抗がん剤と白血球の変化

日付	白血球数	リンパ球	顆粒球
26/3/19	3800個	26.8% 1018個	57% 2166個
抗がん剤内服(イリノテカン、ゼローダ他)			
4/5	2400個	51.5% 1236個	27.5% 660個
薬を減量			
7/19	3700個	38.3% 1417個	48.8% 1806個
8/1　抗がん剤点滴			
8/16	2200個	50.2% 1104個	36.8% 809個
抗がん剤拒否			
9/20	5400個	31.1% 1679個	68.1% 3678個

【考察】
左の表は、抗がん剤を使用しながら熱刺激療法を行った患者さんの白血球分画データ。
抗がん剤の使用でダメージを受けて白血球の数が激減することがわかる。使用後はがんと闘うリンパ球が増えたように思えるが、白血球の数が減っているため闘う力と質は低下している。抗がん剤の使用によって患者さんの体温は低下しているので白血球は思うように働けない。何よりもこの急激な変化が患者さんの体への負担の大きさを示している。抗がん剤を使用しながらの熱刺激療法は、回復までの時間がかかる。

体験

がんのおかげで変われました

治療法

波動療法
交流磁気療法
熱刺激療法他

雨宮幹子(仮名)
千葉県
1942年生まれ

まさか私ががんになるなんて思ってもみませんでした。大腸がんの宣告を受けても、「うそでしょう。そんなはずはない。誰のカルテを見てるの」というのが本当の気持ち。だって私は元気で、三日前まで社交ダンスのレッスンをいつも通り行っていましたから。

がんの原因で思いあたるのはストレス。夫の老人性癲癇がいつ起きるか心配で、眠れない、食べられない、イライラする、泣くというひどい生活が約1年4カ月続いてました。

元気でどこも悪くないから病院には縁がないと思っていました。便秘も下痢も下血もなく食事量こそ減って、1カ月で体重は52・2kgが48kgになっていました。そのうち、だんだん胃に差し込みが起こり始めて病院に行ったら悪性の進行がんとの宣告です。

腸を半分摘出する手術後に、今度は肺の手術が必要だといわれました。この先、内臓をとり続けて寝たきりになって管を一杯つけてどうしようもなくなるのではと、恐怖感は消えず精神的に不安定でどうにもなりません。

以前からがんになったときは抗がん剤は使わないで自然にありのままでいきたいと

思っていた決意を家族や親族が納得し理解してくれるのか、賛成して応援してくれるのかが大きな不安でした。

ありがたいことに、周囲は手術や抗がん剤、延命治療の拒否を理解してくれました。「70年も生きたから、あとはできるだけ楽しく明るく好きな社交ダンスをして、友達といっぱいつきあって、思いっきり生きたらいいでしょう」とみんながいってくれました。私は「もういいよ。わがままもいい思いもいっぱいさせてもらった、幸せだったからその時がきたらもういいよ」と答えました。最期を迎える日までできることをして、きれいに逝きたい。ボロボロになって死んでいくのを見せたくありません。

免疫力をあげればなんとかなるはず！　結局、行き着いたのが自律神経免疫療法。これしかないと永野医院をセカンドオピニオンに選びました。2013年7月19日、院長とお会いしましたが、話は難しく著書を読んでもチンプンカンプン。波動水の治療で大丈夫かなと疑い、交流磁気、温熱などの免疫エネルギー治療の話を聞いても目が点になることばかり、半信半疑でした。ただ救われたのが、院長の「肺の手術、抗がん剤を拒否して、ここへ来てよかったね」という言葉。さらに「抗がん剤治療のことはもう考えないことだよ」といわれて、週一回の通院が始まりました。

腸に必要な微生物酵素をとり、熱刺激治療も開始。初めは肺（肋骨の裏）が猛烈に熱かったのですが、今は熱さを感じません。積極的に熱刺激治療を自宅で自分で毎日1時間半くらいやってみると、〝①左耳のジクジクが治る②口内炎が2日で治る③左脚の弱さがダンス後温めて良好④体全体が柔らかくなった⑤股関節の可動域が広くなった⑥肌の色が白く少しきれいになった〟など、変化がよくわかります。

永野医院までの片道2時間半の道程ですが、帰路は実に爽やかで清々しく穏やかな心になっているのがわかります。これはなぜなのかしら。

ある日、院長に、「頑張ってがんから治ってみせます」といったら、「頑張って努力して治ってみせるというのは、まだ自分ががんで根本的に治っていないんだね。がんはとれて自分はもう治ったと思わなければね」と院長からいわれ気づきました。

それからはもう治ったから自分で守っていくと思いを変えました。

永野医院での診察は、院長が無理やり強引に話を聞き出すことはないのですが、他病院のような3分診療ではありません。私はあまりしゃべらず心にしまうほうだから合っていたのでしょう。病院やお医者さんもご縁なのかもしれません。これまで何とも思わなかった枯れた草花までも今は、いとおしいと本当の感謝ができるようになりました。

熱刺激療法前後の白血球分画検査データの変化

日付	白血球数		リンパ球（%と数）		顆粒球（%と数）	
	前	後	前	後	前	後
初回	6600個	5500個	19.5% 1287個	23% 1265個	77.5% 5115個	74% 4070個
0.5カ月	4900個	4000個	28.7% 1406個	25.8% 1032個	64.8% 3175個	65.9% 2636個
1カ月	5900個	5100個	25.7% 1516個	26% 1326個	67.5% 3982個	66.1% 3371個
1.5カ月	4300個	4100個	26.2% 1127個	24.9% 1021個	65.5% 2816個	65.9% 2701個
2カ月	5200個	5200個	30% 1560個	31.2% 1622個	64.3% 3343個	63.1% 3281個
2.5カ月	4800個	4700個	27.8% 1334個	29.8% 1400個	65.3% 3134個	64.9% 3050個
3.5カ月	5100個	5500個	25% 1275個	30.3% 1669個	67.4% 3437個	63% 3465個
5カ月	4800個	5300個	24.3% 1166個	25.7% 1362個	69.6% 3340個	68.5% 3630個
15カ月	4300個	5300個	28.7% 1234個	36% 1908個	65.4% 2812個	58.4% 3095個

▶ 2013年8月16日
熱刺激療法開始

▶ 9月10日
遠赤温熱治療器購入
自宅で実践

▶ 10月25日
リンパ球が31%に上昇
うれしい

▶ 12月4日
大腸がん6カ月検診
定期診断では腹部T、胸部CT異常なし、腫瘍マーカー正常、肺がん変化なし。主治医が「本当に元気だ」と驚いていました。

【考察】
治療開始から約2カ月間は熱刺激に押され白血球の数やリンパ球の数が減るが、2カ月後からは体が刺激により活性化したことがわかる。当初1年間は週1回の熱刺激療法を続け、現在は1カ月1回だが、良好な結果を示している。70歳以上ではリンパ球27%以上でも免疫力は高いといえる。

患者さんの生活習慣

早寝早起き、1時間の早朝散歩。朝日に向かって皆様の健康と無事を祈り感謝する。がん細胞は私の悪い部分を全部引き受け犠牲になって手術で取り除かれ私を助けてくれたと、心底思えるようになった。何を見ても感じることが変わる。畑のホウレンソウが雪で覆われいたので、「おはよう、雪は寒いからいやよね。でも寒いと甘くなるのよね」とすべてのものに感謝できるようになった。病気をして自分は改めて幸せだと感じた。主人が「病気の半分は責任がある」と友達に言ったのを聞いた。主人が働いてくれたから治療を受けられる、当たり前だったことが改めてありがたいと思えた。乾布摩擦、食事改善(野菜中心。肉や冷たいものや乳製品はとらない。毎日の温熱と爪もみ、そして何よりもプラス思考、プラス行動。笑うこと。いい人になる、頑張ること、我慢することをやめた。

うつ　気を通すつむじ療法で克服

病気になると当たり前ですが、ほとんどの方がマイナス思考になります。マイナス思考はエネルギーの流れを悪くするので、「元気」が「病気」になります。エネルギー医学では、うつは、「気＝エネルギー」の流れが悪くなった状態、留滞した状態、異常と考えています。うつが続くと、肉体と心（精神）に支障が表れます。肉体に表れると「病体＝肉体の病」になり、一般的には心身症と呼ばれる病になります。その典型が私が長年取り組んでいる円形脱毛症で、心に表れるとうつ病となります。どちらの場合でもエネルギーを測定すると、レベル1でエネルギーが全体に回っていないことがわかっています。

私はうつの専門医ではありませんが、主な症状は、おおざっぱにいうと気分が落ち込んだり不安を抱いたりする「抑うつ」、無気力になったり悲観的な思考になったりする「精神運動抑制」、自責の念にかられたり思い込みが激しかったりする「思考と認知のゆがみ」、眠れなかったり吐き気やめまいがしたりする「身体症状」が現れます。

これは、まさに「リンパ球が多すぎてうつになりやすい人」の典型的な状態です。

西洋医学（精神科、心療内科）のお医者さんは「うつは気の滞り」とする私の考えを受け入れがたいでしょうが、薬を使わずに治すことを目標としている日本自律神経免疫治療研究会としては、至極当然の話です。人間は肉体だけの存在ではなく、エネルギーの体（気の体）という存在を考えなければならないのです。

うつを治すためのポイントは2つです。

一つは、うつになっても薬を飲まないことです。残念ながら薬から離れられなくなった人は治癒までにかなりの時間がかかります。化学合成された薬を飲むことにより腸の機能そのものが変えられてしまい、気が余計につまっていくためです。

二つ目は心のトラブルの原因となった状況を変えることです。仕事や人間関係などの環境が原因でうつ状態になった人は、その状況が変わらないもしくは、自分自身が克服できない限りはなかなか抜けきれません。

うつになると患者さんは、初めに精神科や心療内科を受診しますが、そこで改善がみられないときは薬で治すことより、気を流してうつを改善する治療をおすすめします。

うつといっても軽いものから重症なものまでありますが「気の流れが滞った状態」の

初期のうつならば、「気」を流すつむじ療法で容易に回復させることができます。

つむじ療法は、故福田稔先生が考案した方法で、磁気針を用い、つむじから気を流す施術法です。福田先生自身がうつになったときの治療経験から「気はつむじより入りて、全身の経絡を循環し、四肢の井穴から流れ出る」という思想を根本としています。つむじから全身の気を一気に流すことによって、気の留滞を解消することができ、「気うつ」状態を非常に容易に解消できるのが特徴です。

これからご紹介する患者さんは、つむじ療法と交流磁気ベッド併用による施術を週1回行い、3回の治療で、5年間の諸症状を改善できました。

患者さんは、顆粒球66％（正常60％以下）、リンパ球24％（正常35～41％）の自律神経が交感神経緊張の強い状態でした。交感神経優位により粘性のある唾液によって「口の中が腫れぼったく粘つく」症状が出ています。

唾液は三大唾液腺（耳下腺・顎下腺・舌下腺）と小唾液腺の開口部から分泌されますが、その分泌は、自律神経（交感神経、副交感神経）の二重支配を受けています。副交感神経が優位のときには、主に耳下腺・顎下腺から粘性の低いサラサラとした唾液が多く分泌されます。交感神経が優位のときには、主に舌下腺から粘稠性の高いネバっとし

自律神経と唾液

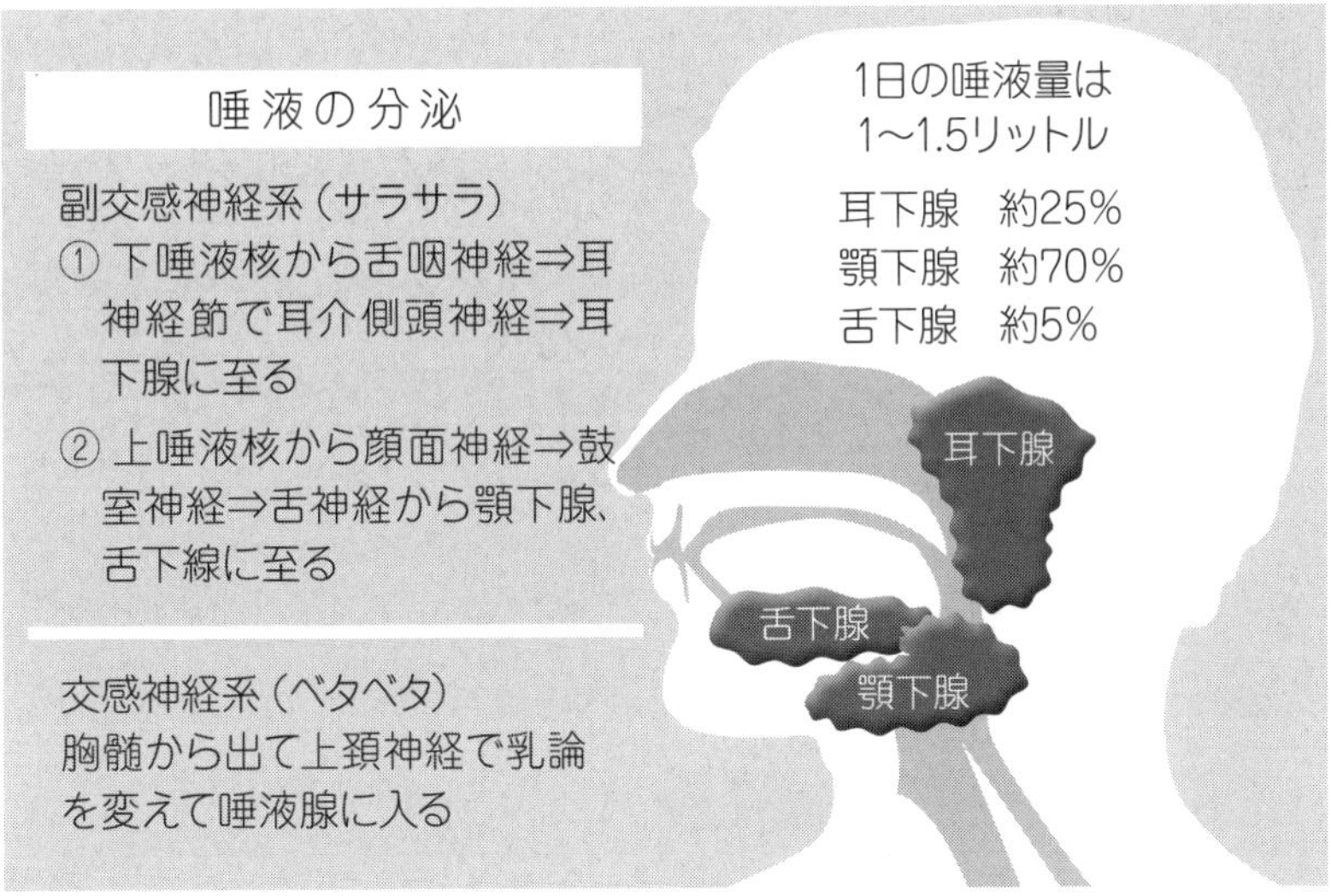
唾液の分泌
副交感神経系（サラサラ）
① 下唾液核から舌咽神経⇒耳神経節で耳介側頭神経⇒耳下腺に至る
② 上唾液核から顔面神経⇒鼓室神経⇒舌神経から顎下腺、舌下線に至る
交感神経系（ベタベタ）
胸髄から出て上頚神経で乳論を変えて唾液腺に入る
1日の唾液量は
1〜1.5リットル
耳下腺　約25%
顎下腺　約70%
舌下腺　約5%
耳下腺
舌下腺
顎下腺

た唾液が分泌されます。

また交感神経過緊張により、不安、ストレス感、不眠、高血圧などが生じますから、患者さんは5年ほど前からストレス状態にあったことがうかがわれます。

自律神経のバランスを整えることを目的に、つむじ療法＋交流磁気ベッドを活用しました。すると、わずか3回の治療で液性の唾液が分泌されるようになり、口腔違和感、その他のすべての症状に改善がみられました。血液検査の結果も顆粒球は61・8%と減少し交感神経緊張状態が改善したことが読みとれます。リンパ球の変化はみられていませんが、顆粒球の変化に遅れてリンパ球が変化していきますから、これから変化すると考えられます。

うつ：男性 自営業（飲食業）70才

初診　：H26 年 9 月 8 日

主訴　：ふらつき感、高血圧、不眠、口の中の違和感（ネバネバ感）

経過　：5 年くらい前から口の中が腫れぼったく、粘つくようになり、不眠にもなり眠剤を使用している。最近、舌に痛みを感じる。また体が揺れる感じがとれず、歩行時にふらつくなどの症状があり、寝ていても体が揺れる感じがする。降圧剤を服用中。

患者の主訴

- めまい
- ふらつき感
- 高血圧
- 不眠
- 唾液の分泌異常
- 味覚の異常
- 不安感、ストレス

自律神経免疫理論からの分析

日付	白血球数	リンパ球	顆粒球
初診 26.9.8	5300個	24.0% 1272個	66.0% 3498個

白血球分画検査の結果、
顆粒球66%、リンパ球24%
▼
交感神経緊張状態にある。

八綱弁証・東洋医学的な分析

- 望診（患者の顔色や形、体からの情報）
- 顔色：両頬の赤味
- 舌診（患者の舌の色、大きさ、厚さ、舌苔など、舌からの情報）
- 舌体：胖舌（口の幅ほど大きく、ぼってりとしている）、裂紋舌（舌の中央に亀裂がある）
- 舌色：紅舌（全体が赤い）

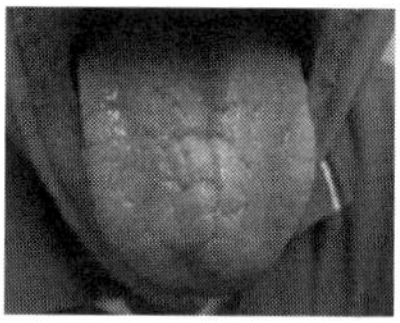

▼
弁証として「心」の熱病
実熱・隠虚による虚熱

［治療法］

つむじ療法　▶ エネルギー＝気の滞りを治療し、三叉神経・顔面神経＋陰虚症反応点を磁気針で刺激し、コリ・張り・硬結をとり、気の流れを通す道をつくる。

交流磁気ベッド　▶ エネルギーを補充する。

交感神経過緊張により唾液の分泌が低下することは知られていますが、その症状に対して、西洋医学的な治療はほとんどお手上げ状態です。つむじ療法にてうつを治す過程で口腔内の異常が改善されたこと、薬を服用しないで症状が改善されたことは、自律神経免疫治療が口腔内異常に対して有用性の高い治療であることを示しています。

今後、病=病体+病気という正しい概念が広まり、医療システムが変わることを強く望んでいます。

治療過程

▶ 初診
エネルギーレベル①でエネルギーが回っていないと診断。臨床経過から判断して「気の留滞」による症状と考え、つむじ治療+交流磁気ベッドの治療を行う。

▶ 第2回目（1週間後）
前回の治療にて眠れるようになり、眠剤は使っていない。つむじ療法+交流磁気ベッド、家で「長田式顔もみ」をするように指示。

▶ 第3回目（2週間後）
すっかり熟睡できるようになり眠剤は全く不要となる。

▶ 第4回目（3週間後）
エネルギーレベル⑤、睡眠も改善し、唾液もどんどん出るようになり、降圧剤も自主的に中止した。主訴改善したため治療終了。

日付	白血球数	リンパ球	顆粒球
3週間後	5900個	25.1% 1480個	61.8% 3646個

自宅でのセルフケアは、手と足の爪もみ療法を1日数回実践。体を温める、冷やさないよう心掛けること、長田式「顔もみ療法」にて顔面神経・三叉神経支配のツボの刺激。磁気針による、つむじ療法、頭・顔面・頸部と虚証に対応する経穴のツボ押し（廉泉・迎香・下関・翳風・合谷・足三里・三陰交etc・・）。

難治性脱毛症　カギは毛球のエネルギー

円形脱毛症と聞くと、1円玉位の脱毛を浮かべる人が多いのでしょうが、当院は難治性の円形脱毛症が専門です。患者さんのほとんどが全頭型脱毛症で、しかも何年も他院で治療しても治らない人が中心です。

脱毛症の患者さんは難治性の脱毛症も含めて、全体のエネルギーがレベル1に落ちています。エネルギーがうまく回っていないことがわかります。

では、なぜ脱毛症が起こるのか。その理由の説明には、安保徹先生のエネルギー産生理論（人間は解糖系とミトコンドリア系の2系統を使いわけて生命維持を行っている）がわかりやすいと思います。

ミトコンドリアが多い神経や心臓の細胞は、ミトコンドリア系で酸素と温かさを取入れて効率よくエネルギーをつくっています。皮膚や毛髪、精子は、解糖系で低体温、低酸素、高血糖の状況においてエネルギーをつくっています。

皮膚は基底細胞というベースの細胞が分裂し、レンガ状に積み上げられ、2週間たつと今度は角質化し、そしておよそ1カ月で脱落していきます。わずか2週間の命です。赤血球などは約120日の寿命ですから、いかに短命かわかります。

では髪の毛はというと、皮膚よりもっと大変です。

毛髪は1カ月に1㎝という驚異的な速さで分裂して体を覆い、守るという役目が本来の仕事です。毛髪の根本には毛球があります。これは毛髪を引き抜くとついている白い球状の部分です。毛髪は、毛球のドームの天井にある毛母細胞が毛細血管から血液（栄養）をもらって分裂をしていきます。その分裂はとても特殊で、ガムをビューと伸ばすような形で伸びるのです。毛髪の寿命は毛球の寿命であって、毛髪そのものは死んだ状態です。毛球の寿命はおよそ5年ほどで、体のいちばん外側を守るために、驚異的なスピードで分裂し酷使されながら5年も頑張っているのが毛髪の元である毛球なのです。

人間は過酷な状態を生き延びようとするとき、細胞はミトコンドリア系から解糖系主体の状態になり、激しく細胞分裂を繰り返していきます。がんはこのような状況が続いて低体温、低酸素、高血糖の過酷な環境で先祖返りしたものであるというのが安保先生の理論です。毛髪は、もともとこのような環境に適応するようにつくられた組織ですから体の毛細血管からたくさんの栄養をとり、体らがんなどにはなりません。毛髪は最も末端の毛細血管からたくさんの栄養をとり、体の中で最もハイレベルな分裂を繰り返し、外部の気温の変化にさらされながらギリギリの状態で5年も頑張る、超頑張り屋さんなのです。限りなく低体温、低酸素に近い状態下であることは想像できます。そこにストレスが加わり頑張り続けていくと、酸素もいっそうなくなり、温度もいっそう低くなり、血流が少なくなっていきます。ナイナイ尽くしの環境ですから、頼るのはエネルギーのみです。

全頭脱毛が起こるような厳しい状況では、毛球のエネルギーはレベル1に落ちてしまいます。難治性の脱毛症では、毛球のエネルギーがなかなか改善してきません。おそらく毛球の型も壊れてしまうのではないかと思います。脱毛症の程度が軽いときには、自然修復は可能でしょうが、全頭脱毛になるくらいだと型の修復はなかなか難しく、完全に治りきるまでには時間がかかります。

毛球のエネルギーが悪いことがわかっていて、これを正常に戻すと発毛してくることもわかっています。

最近うれしいことに全体のエネルギーがレベル5で、毛球のエネルギーがレベル6と最高の状態になる患者さんが増えました。体全体のエネルギーが5で、治療している毛球のエネルギーが6ということは、治すためのネットワークが整いエネルギーが集中し

毛髪の仕組み

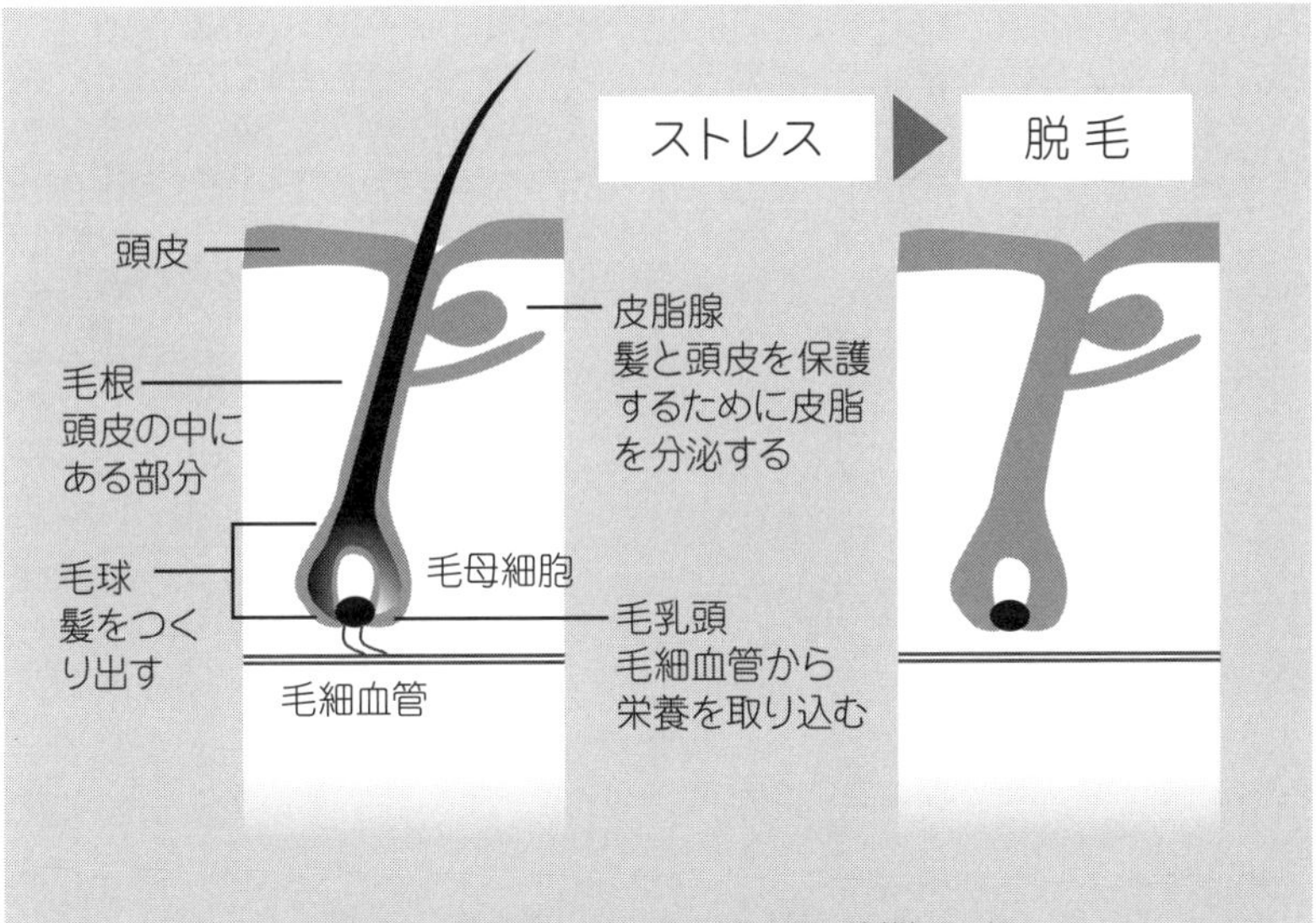

毛髪は、解糖系（低体温、低酸素の状態）によるエネルギー生成を行っている

ているということを意味していて、急に発毛するようになります。ネットワークが整わないとエネルギーも栄養も運ぶことはできません。

難治性脱毛症には、いろいろな治療方法がありますが、リンパ球の割合を正常に高めるには波動水による波動療法、割合がよくてもエネルギーがレベル1（病人）と低い状況には、交流磁気療法を併用しています。白血球数が3000個／μl以下と少ない場合は、エネルギーの枯渇を示していますから、交流磁気療法によってエネルギーを補充すると効果的です。

難治性脱毛症の患者さんは、とても性格が優しくまじめ、ナイーブで傷つきやすい人ばかりです。ストレスを感じやすく、心の奥底にある潜在意識が心を乱し、肉体に病気をつくる原因になっています。

そこで、患者さんの「今の心の状態を知る」ためにアキュプロVを使って波動バッチ療法を行っています。患者さんに38の花のエネルギーを送り、いちばん強く反応した花が、患者さんの今、問題になっている感情です。

たとえば、多発型脱毛症で教師の女性の患者さんが、3週間続けて反応したのが「ロックウォーター」という花でした。その花の意味は「自分の内面を抑制して、こうあるべきであると自己規制してしまう」というものです。同じ花が続けて出るのは珍しく、感情のいちばん外側をがっちり固めていることを示しています。こうした一つの感情でガチガチに固まっているような状態が、「マイナス感情が病気をつくる」典型例です。感情を抑制して、こうあるべきという生き方が患者さんのストレスとなり脱毛を招いたわけです。

ロックウォーターを改善するコードを転写したバッチ波動水を1週間ほど飲んでもらいました。バッチ波動水を飲むと、体が熱くなるのを感じたり、とてもおいし

エネルギーと感情

エネルギーは台風や竜巻と同じように渦を巻いている。何らかの状況が起こると、渦からそのときの感情が波しぶきのように飛び出す。感情は一時的なものなので、元のエネルギーの渦の中に戻り1週間後には、また違う感情が出てくる。そのため毎週違う花のコードが反応を示す。しかし、飛び出したマイナス感情のエネルギーを繰り返し消し続けるうちに、つながっている根本の渦のエネルギー自体が徐々に弱まってくると考えられる。

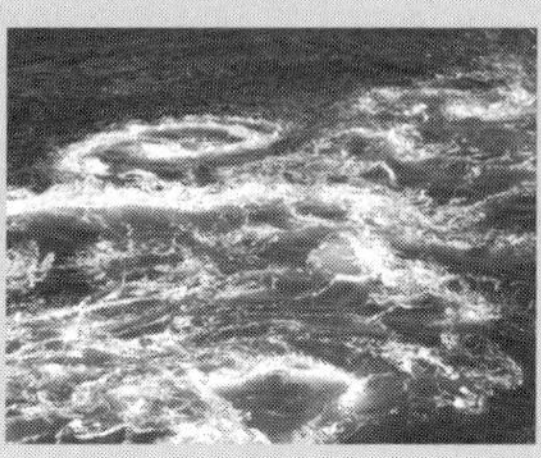

いと感じたりする人がいます。患者さんに適したバッチ波動水を飲むと、問題の波動は消えエネルギーが高くなっています。この患者さんは、次の診療では「スクレランサス」が反応し、その後診察のたびに3回違う花が出ましたが、それ以来反応はありません。問題の脱毛症も順調に回復しました。

バッチ波動療法では患者さんの本質的な感情が3回目ぐらいには出てくるので、本人が意識していない、思いもよらない花が出て驚くことがあります。花の意味を理解して自分の現在の状況を把握できれば、患者さん自身でマイナスの感情を変えるように対処できます。心の深い部分に気づいていくと、プラス思考に変わりやすくなり、症状も改善に向かいます。心がマイナスエネルギーで詰まると、エネルギーに影響が現れることも明らかになりました。

難治性全頭脱毛症の治癒過程

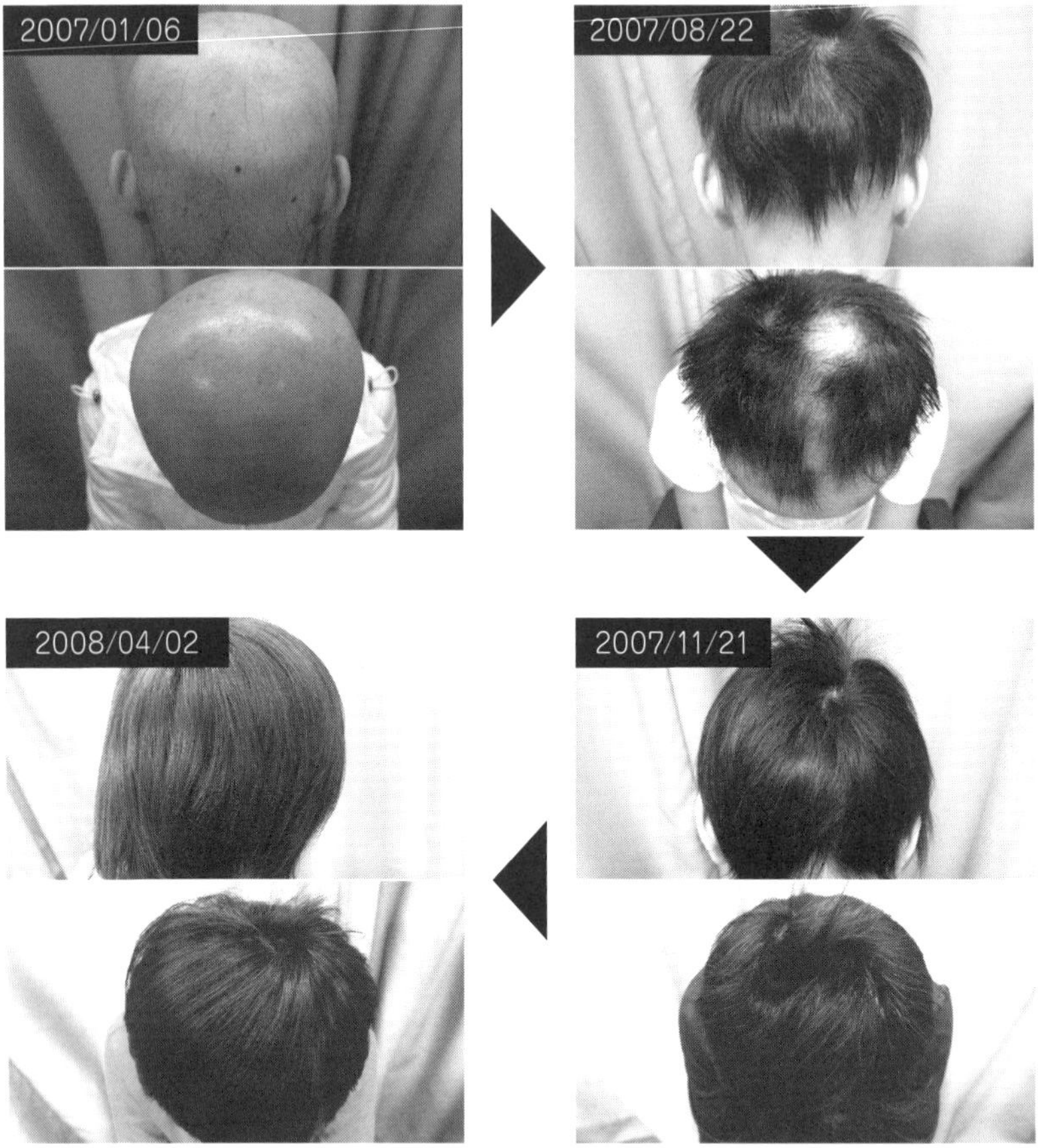

日付	白血球数	リンパ球	顆粒球
2007 5/16	8400個	19.4% 1629個	76.8% 6451個
9/26	6800個	23.8% 1618個	71.9% 4889個
10/24	7400個	29.1% 2153個	66.7% 4935個

自宅でのセルフケアは、手と足の爪もみ療法を１日数回実践。体を温める、冷やさないよう心掛けること。長田式「顔もみ療法」にて顔面神経・三叉神経支配のツボの刺激。磁気針による、つむじ療法、頭・顔面・頸部と虚証に対応する経穴のツボ押し(廉泉・迎香・下関・翳風・合谷・足三里・三陰交etc...)。

[頭皮針治療]

全身を反映する頭のツボを刺激して頭皮に針をうつ治療法ですが、日本ではほとんど知られていません。

●閻先生が開発した脱毛症に対する針

脱毛症の針治療は独特で、同じような治療のできる人は日本に数人しかいません。中国では難治性の脱毛症の患者さんが列をなして治療を受けたほどで、当院でもほとんどが紹介によって受診される患者さんです。

●朱先生が開発した中枢神経障害に対する針

1993年頃日本に紹介され、たまたま縁あって修得しました。脳梗塞や脳卒中、脳性麻痺、脊椎損傷などによる体に麻痺のある患者さんの改善に驚くほど効果的な針治療です。頭皮針治療は発症からの期間が早いほど効果が高く、数カ月で後遺症の改善効果を実感できるでしょう。

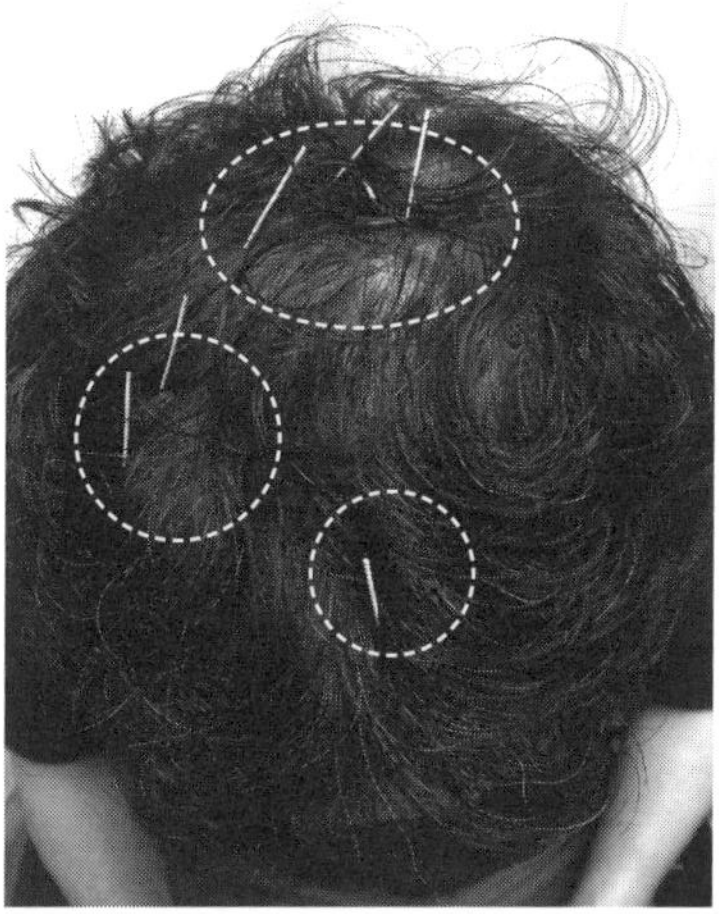

特長

- 一般の針治療より即効性がある
- 最大72時間まで置針が可能
- 使用する針はより短く細い
- 頭皮に刺すので痛みも不快もない
- 脳梗塞、脳出血にかかわらず発症後早期の治療は損傷範囲を最小にし回復促進をサポート

中脳損傷による嚥下障害からの回復　竹中良子(仮名) 東京都

突然、主人が脳梗塞を起こし中脳を損傷しました。中脳を損傷すると飲み込むことができなくなります。歩くことも話すこともできず車いすを使っていました。2年経ち高次機能障害だけは残っていますが、頭皮針治療のおかげで、食べ物を飲み込むこと、歩くこと、話すこと、外見上は本当に普通の状態まで回復することができました。

潰瘍性大腸炎　症状は回復反応

潰瘍性大腸炎は、難病（特定疾患治療研究対象疾患）に指定されている大腸の粘膜にびらんや潰瘍ができる炎症性疾患です。顆粒球の割合が多い交感神経緊張状態となって起こる病です。

その原因は精神的ストレスです。ストレスによって大腸の粘膜の血管の収縮が強くなり血流が止められ萎縮し潰瘍ができます。破壊された組織を何とか修復しよう、血流を回復させせようとして起こるのが、発熱や痛み、腫れです（プロスタグランジン、ヒスタミン、アセチルコリンの放出により起こる）。体は、わざわざ発熱や痛み、腫れといった炎症を起こし血管を広げて血液を集めています。破壊された部位に血液を集めて修復しようとしているわけです。排泄は副交感神経優位で起こりますから、交換神経緊張状態の偏りを元に戻すために、蠕動運動を引き起こして大腸に詰まった内容物を下痢を起こさせ排泄しています（副交感神経反射）。

初めの症状は、便がだんだんゆるくなり、やがて下血を伴う便になり、痙攣性の腹痛と頻繁な下痢を繰り返します。症状が一時的あるいは軽減して落ち着いている状態のことを寛解、再発することを再燃といい、現代の医療では完治にいたるとは考えられていません。

主に治療に使われる薬剤は、大腸内の炎症を抑えるもので、症状が軽いと5-アミノサリチル酸薬（5-ASA）のサラゾピリンやペンタサ、下血にはステロイド剤のプレドニンなどが経口や直腸からあるいは経静脈投与され、持続する炎症を抑えます。しかし薬剤を使用すればするほど、さらなる交感神経緊張を招いてしまいます。

確かに炎症を抑えると、下痢、下血、腹痛などの症状は一時的に著しく減少します。しかし根本的治療ではなく、しかも修復反応である症状を抑えるのですから、治癒からは遠ざかることになります。やがて炎症範囲が広範囲に及び、ステロイド剤も効かなくなると大腸を外科的手術で全摘しなければならなくなります。

潰瘍性大腸炎は、大腸の中でエネルギーが漏れている状態です。一つの管になっている口から肛門までは、体内といえども外からの食べものなどが接する外界の部分です。エネルギーが漏れていると、そのバリアは十分ではありません。治療は修復反応を止めずにバリアを補充する波動水療法が中心です。

体験

永野式プラス思考が病を克服

治療法

波動療法
交流磁気療法
微生物酵素

山中道子（仮名）
千葉県
1971年生まれ

30歳目前に、突然、下血と下痢が続いて診断されたのが潰瘍性大腸炎。当時はステロイドの副作用もまったく知りませんでしたので、その服用によって気持ちが沈む抑うつ状態、ムーンフェース、脱毛などに悩まされていました。

そんなとき、幼なじみの鍼灸師から自律神経免疫療法の話を聞いて、2002年9月永野医院に初めてうかがいました。どんなにつらくても泣けなかったのですが、不思議なことに初対面にもかかわらず永野先生の前で泣いてしまいました。これまで味わったことのない感覚でした。

波動水と爪への刺激の治療によって、半年間頭皮にステロイドを塗っても生えてこなかった髪が3カ月で生えてきました。波動水は振って毎日飲むだけのものです。他の人から見れば単なる水です。周りからは変わった治療と思われていました。ですが、確かに髪が生えてくるのです。髪が生えたのだから潰瘍性大腸炎にも効果があるに違いないと、私の中では永野先生への信頼は確かなものになりました。

しばらくの間、寛解と呼ばれる状態に入り潰瘍性大腸炎は落ち着いていました。

この頃、何とかして子どもを授かりたいと、夫婦で不妊専門クリニックに通っていました。検査の結果は、私に異常はありませんでしたが、主人の精子が活発に運動していないため人工授精をしても難しいといわれていました。頼みの綱は波動水です。永野先生にお願いして主人のための波動水をつくっていただいたところ、精子がすぐに元気になり人工授精が成功し1カ月以内に妊娠することができました。

潰瘍性大腸炎は、妊娠するとホルモンの影響を受け発症しやすくなるといわれていますが、妊娠22週目に再燃してしまいました。1日に20～30回も下血と下痢を繰り返しお腹に力が入るので切迫早産の危険を指摘されました。しかし、産婦人科での入院は消化器内科とは違いトイレの問題があり、なかなか難しく、自宅で安静療養することを決断しました。当然、胎児に影響を及ぼすステロイドの使用はできません。4カ月間波動水だけで乗り切り無事出産をしました。しかし、予想以上に出産は大きなストレスとなり、潰瘍性大腸炎はさらに悪化、10～15分おきにトイレに通い、生まれたばかりの子どもの世話もできません。出産後は実家の母の助けを借りていましたが、とうとう食べることもできず骨と皮だけのように痩せてしまいました。他院でATM療法(抗菌剤多剤併用)

を受けましたが、効果がでたのは1週間だけでした。他院の先生からはステロイドも効かなくなり治療法は外科的処置のみ、大腸を全部摘出するしかないとまでいわれました。

その間、ずっと永野先生とはメールで相談していましたので、永野先生が書かれた「永野式プラス思考」の本を読んでいました。読み進むにつれて感じたのは、自分は精神的に弱い部分があるということです。結局行き着いたのは、潰瘍性大腸炎のような難病を元に戻すには、精神性がとても大事だということでした。

他院の先生からみると、外科手術しかないといっているにもかかわらず、「波動水と生き方を変えれば何とか治る」「自律神経免疫療法で治る」と信じている私は、おかしな患者と思われていたでしょう。

とにかく、病気は治せる、自分で病気を治そうという永野式プラス思考を実践していました。途中、安保徹先生にも一度お電話で相談させていただきましたが、「薬剤は使用しないように」といわれ、この方法しかないと思いました。すると、潰瘍性大腸炎は下血と下痢を繰り返しながらもおよそ8カ月もの地獄のような期間を超えるといつのまにか良くなっていました。

永野先生との出会いは、30代の私の人生観を大きく変えてくれました。当時は自分中

精子特性分析結果

日付	2000/8/1	8/18	備考
運動精子濃度 MSC（mℓ）	18.5×10^6	28.9×10^6	0～12 虚弱 12～32 中間 >32 優良
前進運動精子濃度 PMSC（mℓ）	13.1×10^6	22.9×10^6	0～10 虚弱 10～26 中間 >26 優良
機能性運動精子濃度 FSC（mℓ）	5.6×10^6	13.0×10^6（優良）	0～3 虚弱 3～13 中間 >13 優良
精子自動性指数 SMI	64（虚弱）	147（中間）	<80 虚弱 0～160 中間 >160 優良
平均精子速度	9mic/ml	11mic/ml	

MSC:精子濃度（精液1mℓ中に存在する精子の数）の中で運動している精子の濃度

PMSC：MSCの中で前進運動している精子の濃度

FSC：PMSCの中で形態も良好な精子の濃度で受精に関与している

SMI：運動精子濃度にスピードも考慮して数値化したもので受精能力の判定に使われる

波動水をつくったのは８月８日。
短期間で受精能力が高くなっている。

白血球分画検査データの変化

日付	白血球数	リンパ球（%と数）	顆粒球
初回	5500個	22% 1210個	75% 4125個
23.10.05	4900個	27.1% 1326個	62.78% 3076個

心の生き方でしたが、永野式プラス思考で人のために役に立つ生き方をする考え方、自分の行いは、必ず自分に返ってくるという考え方となりました。

ですから、第二子の人工授精の際にも、成功する可能性が5～10％といわれても、5％もあるのかと、身についたプラス思考で挑戦し、41歳で子どもも授かることができました。しかも、潰瘍性大腸炎は発病せず、妊娠、出産、子育てという体験が幸せだったことを実感しました。今では、道にゴミやタバコの吸い殻が落ちていれば拾い、「すべては自分にかえる」と我が家のバイブル、永野式プラス思考を生活の中で実践しています。

コラム

家庭でできる爪もみ

親指 アトピー性皮膚炎/せき/ぜんそく/関節リウマチ/ドライマウス他

人差し指 潰瘍性大腸炎/クローン病 過敏性腸症候群/胃弱 胃・十二指腸潰瘍/美肌他

中指 耳鳴り/難聴他

薬指 低血圧/低血糖/眠さ だるさ/軽いうつ

小指 脳梗塞/認知症/パーキンソン病/物忘れ/不眠/メニエル病/高血圧/糖尿病痛風/肩こり腰痛/椎間板ヘルニア/動悸/頭痛/腎臓病/頻尿/尿漏れ/精力減退/肝炎/しびれ/肥満(ダイエット)/生理痛/子宮筋腫/子宮内膜症/不妊症/更年期障害/顔面神経痛/自律神経失調症/パニック障害/うつ状態/白髪/目の病気(緑内障など)他

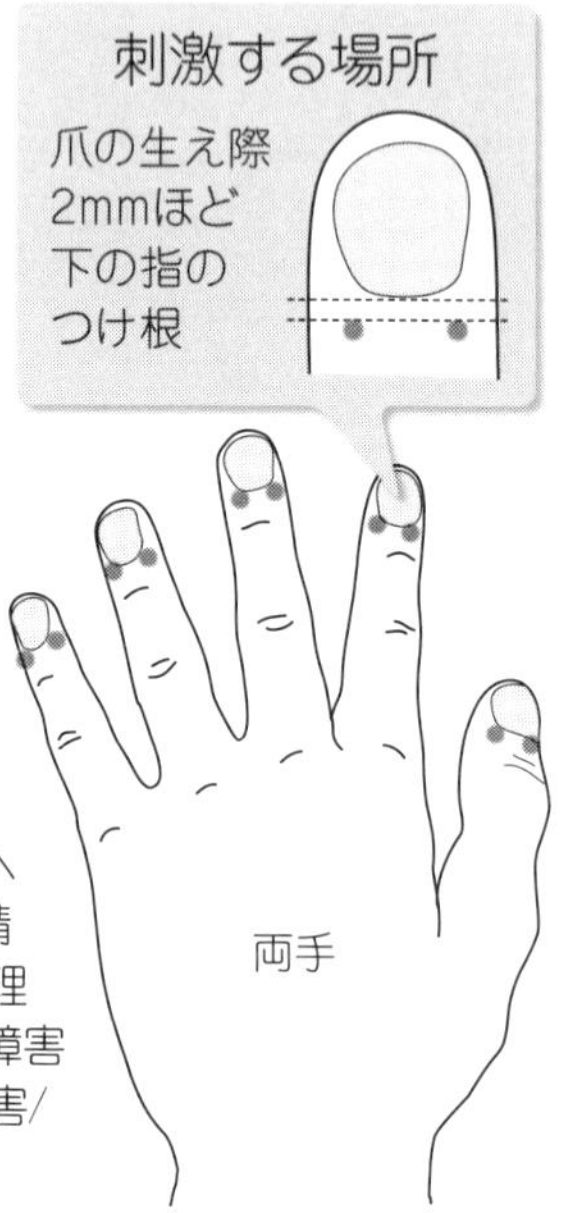

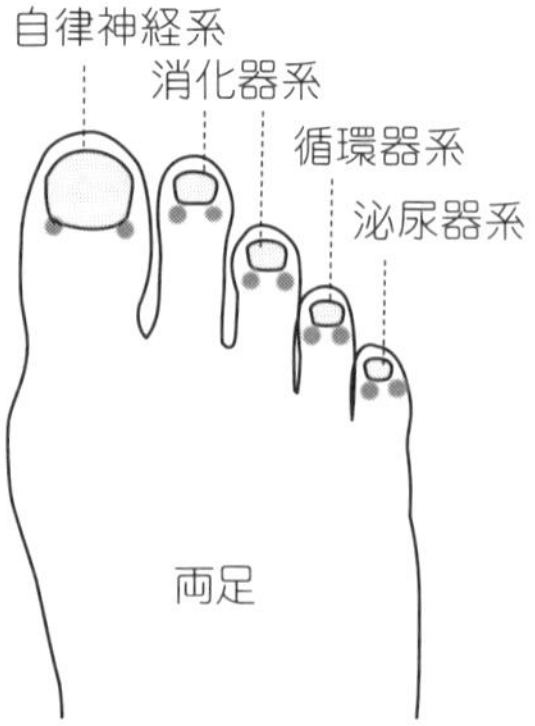

爪の生え際にあるのが、井穴というツボです。神経繊維が密集している感受性の高い場所です。両手両足すべての爪の生え際を親指と人差し指で両側から痛いぐらいにつまみ、ギューと押し続けましょう。

1日2～3回、それぞれ10秒ずつ、病気や症状に対応する指は念入りに20秒、爪もみを気長に続けると、白血球のバランスが整いやすくなります。

永野剛造

第5章

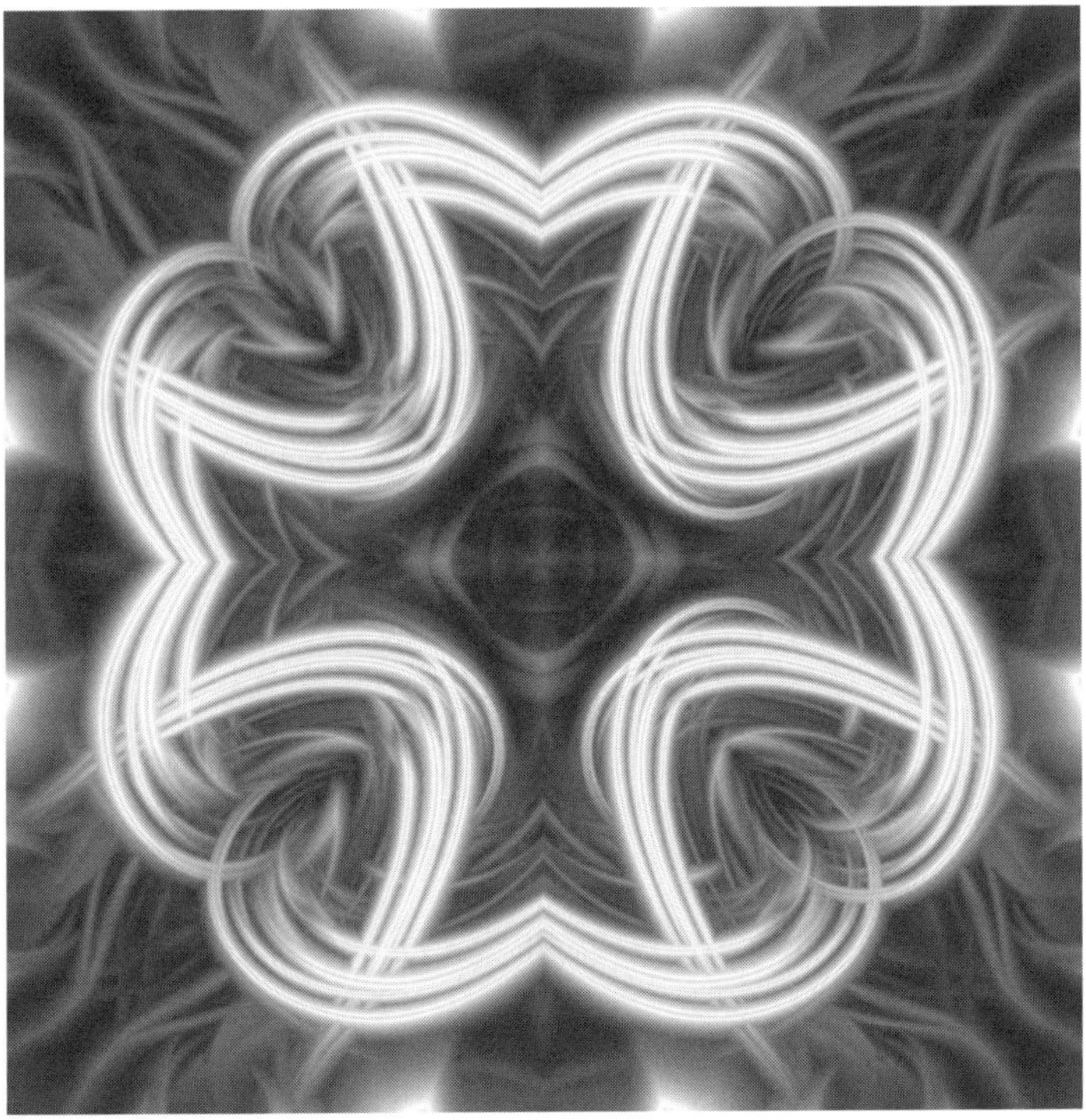

治療の実態

—丸山アレルギークリニック—

丸山修寛

西洋医学や東洋医学にとらわれず
新しい考え方に基いた治療法を開発し
取り組んでいます

丸山アレルギークリニックの治療法

以前は、病院にいって薬をもらうだけで治っていた病気が最近になって治りにくくなってきています。昔は、風邪をひいた人に、風邪薬を出すと二、三日で治っていたのですが、最近は、薬を飲んでも一週間以上も治らない場合が少なくありません。さらに、風邪から気管支ぜんそくや慢性副鼻腔炎、慢性気管支炎などのより重い病気に移行する場合が多くなっています。

アトピー性皮膚炎も、私が医師になった頃（30年前）は、さほど問題視されていませんでした。というのは皮膚科に行けばすぐに治るか、ほとんど生活に支障がないくらいまで軽くなっていたからです。でも今は、アトピー性皮膚炎は、皮膚科やアレルギー科で治療してもなかなかよくならない場合が多く、社会問題にもなっています。

これには大きくわけて二つの原因があります。

一つは、人工電磁波の問題です。30年前に比べて一世帯当たりの電気使用量は6倍になり、さらに無線通信や携帯電話が普及し始め、パソコンやゲーム、タブレットなど、人体に直接触れる電子機器も増えました。そして、これらから出ている低周波や高周波の電磁波が人体の許容量を大きく超えたために、同じく電気で駆動している人体（生体電気と呼ばれる微弱な電気で人体は動いている）を障害し始めたのです。

もう一つは、地球の磁気（地磁気）が近年になって急速に減少している問題です。地球は巨大な磁石です。地球が発する磁気、地磁気によって私たち人類は何億年もの間、育まれ、有害な宇宙からの電磁波から守られてその生命を維持してきました。地磁気は私たちにとって、健康を維持するための必要不可欠な要素として遺伝子情報の中にすでに組み込まれているのです。

地磁気自体が減少すれば、人体は正しく機能しなくなってしまいます。というのは、私たち人間も、非常に微弱な磁気を発しているからなのです。脳は、脳独自の微弱な磁気を発して頭の周りに、心臓も心臓独自の磁気を発して心臓周囲に生体磁場を形成しています。もし、この生体磁場に異常が起これば、脳や心臓が発する生体電気も影響を受けてしまいます。その結果、脳の場合は、認知症やアルツハイマー病、脳梗塞、うつ病、統合失調症など脳の病気を、心臓の場合には、不整脈や心不全、心筋梗塞なども引き起こす可能性が起きてきます。これら生体磁場は、地磁気の影響を受けやすく、地磁気の量が減れば確実に影響を受けてしまいます。

今、地磁気の量は確実に、しかも急速に減り、一説では、500年前の半分、10年前と比べても数％は減ってきているといわれています。しかも、地磁気は鉄があると吸収されて人体が地磁気を受け取れなくなるといわれています。現代社会は車や鉄筋コンクリートの学校、マンション、鉄骨の家など、鉄でできたものが多いため、人はどうしても地磁気不足になりやすい状況です。

また人工電磁波の磁場成分は、人が地磁気を受け取ることを妨害し、生体磁気の働きを弱めるため、多くの難治性疾患の隠れた原因になっています。

こうしたことに気づいて対処しなければ、400年以上も伝承されてきた東洋医学でも、肉体の物質的な治療を得意とする現代医学でさえ、もはや治療効果を上げることは難しくなってきています。

最近になってやっと、多くの人や一部の医療関係者が、病気の原因は生活環境や生活の仕方にあること、特に電磁波の問題は深刻であることに気づき始めました。どんなに現代医学や代替医療に多くの費用をかけても、肝心の生活環境が電磁波だらけ、地磁気不足だったら、いっこうに治癒に向かうことはないという認識は重要です。

電磁波のアンテナになる金属

金属の装飾品や金属部品を使った製品は、静電気を増幅させ、電磁波の受信機、質の悪いアンテナになる。

カチューシャ
ペンダント
ピアス
ブローチ
ワイヤー入り
ブラジャー
メガネ
時計
入れ歯や
歯の金属
名札
（子どもの胸に）

メガネのフレームやブラジャーのワイヤーが原因で湿疹がでる。金属製のブリッジや歯、歯列矯正器具などの歯科金属が金属アレルギーの原因になり、口腔内、さらに頭蓋骨から脳内に静電気を生じさせる。差し歯にはセラミックスやハイブリッドセラミックス（歯の土台は金属になる）を使うようにする。水銀の合金アマルガムは使わない。

静電気を体のアースで除去

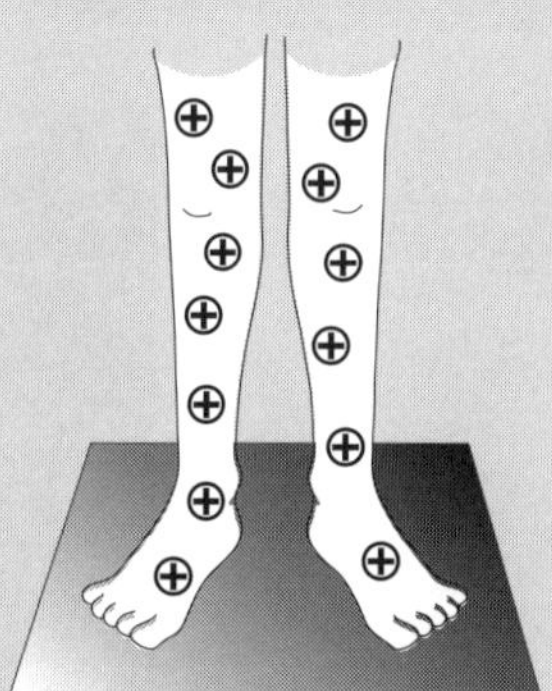

素足で土の上に立つと体に溜まった静電気を取り除ける。できれば、ミネラルたっぷりの塩水を土にかけた後に素足や手を置くとイオン化した塩の成分が静電気の流れを円滑にするので効果的にアースできる。
1日1～2回、10分程度から始めるといい。アースをすると呼吸が深くなり、気持ちが落ち着く。動悸や腰の痛み、モヤモヤがなくなる、かゆみや赤みが減る. 足が温かくなる。

電磁波対策は治癒のための必要条件

生活環境の中でも、とりわけ注意が必要なのが寝ている場所の環境です。寝ている場所の環境が原因で病気になった代表的な3つのケースをご紹介しましょう。

一例めは、胃がんが再発したと相談に来られた男性。男性の家に行き、電磁波測定器で電磁波を測ってみると、寝ている場所の電磁波が異常に高い数値を示していました。人は寝ているときは休息の状態にあり、無防備な状態のときに有害で強い電磁波にさらされるとがんは発生しやすくなります。

二例めは、肺がんが心臓に転移して、心臓を取り巻く心膜に水がたまって急性心不全を起こした女性。彼女は、主治医から「あなたの肺がんは、抗がん剤が効かないタイプだ」といわれ、当院を受診されました。

私自身、電磁波過敏症のため、普段から電磁波対策をしているので静電気をほとんど感じることはなく、電圧は常に低い状態にあります。そのため、他人の電圧の高い部分（電磁波障害によって障害されている部位）に触れると、指がビリッと静電気を感じるので、すぐに電磁波障害があるかどうかが、はっきりとわかります。それは、電気（静電気も同じ）が電圧の高い方から低い方に流れてくるか、雷のように放電するからなのです。

彼女のちょうど心臓の裏の部分に指をあてると、思わず指を離してしまうほどの強い静電気を感じました。「もしかしたら、スプリングコイル付きのベッドで寝ていませんか」と聞くと、「そうだ」と言います。さらに彼女の話では、一緒に寝ていた犬が彼女より先にがんになって亡くなったといいます。

スプリングコイルが、床下や電気コンセント、それとつながっている壁内電気配線からの電磁波を増幅させて、彼女のがんの部位に障害を与えていたのです。ベッドで寝るのをやめて布団で寝てもらうようにしたところ、背中の静電気は消えてしまいました。さらに、来院したときからずっと猫背だった姿勢が、ベッドで寝るのをやめてから背筋が明らかにまっすぐになったといいます。

電磁波が体に作用すると、筋肉と筋肉の間に静電気がたまり、筋肉は収縮したまま伸びなくなって猫背になるのです。これはあたかも、電子レンジの中に入れたスルメが区ニャクニャと縮んでいくのと同じです。もしがんの患者さんで猫背になった人は、電磁波が原因の可能性が高いので、電磁波対策をしっかりとする必要があります。

三例めは、家にいると吐き気がして、身の置き場がない、頭痛も治らない、一睡もできなくて頭がおかしくなるという症状の67歳の女性。彼女の家はマンションの二階にあり、すぐに電磁波測定器で部屋の電磁波を測定しました。すると入り口から入ってすぐのところに、異常に強い（通常の約50倍）電磁波を検出しました。私が「ここで寝てなくてよかったですね。ここで寝ていたらすでに死んでいたかもしれません」というと、「実はここにダックスフンド（犬）をケージごと置くと、夜中の間ずっとけいれんを起こしているのですよ」という返事が返ってきました。動物も電磁波障害を受けるようです。

この患者さんのベッドは、ところどころ電磁波が異常に高いところがあり、調べてみると、スプリングコイルが入ったマットでした。ベッドごと取り除いてもらい、室内の電磁波対策をすると、これまであった症状はウソのように消えてしまいました。ただ鉄筋コンクリートのマンションなので、鉄筋で電磁波が増幅され、さらに地磁気を吸収しやすいので地磁気不足から新たな病気が発生するかもしれないと思っていました。このいやな予想は的中し、なんと、心臓の裏に2㎝の肺がんができました。手術や抗がん剤はしたくないというので、心臓の裏、肺がんのある箇所に電磁波遮断器具を取り付けたところ、それ以来3年たった今でも大きくなっていません。

最近、多くのがん患者さんに、人工電磁波に対する対策と地磁気の補給をしてもらうようにしています。その結果、胃がんの男性は、3カ月で初めて腫瘍マーカーが下がったと喜んでくれました。胆嚢がんの人は、1カ月でがん性疼痛が消えたといいます。さらに40歳代の乳がんの患者さんは、腫瘍マーカーCA15－3（正常値：28U／ml以下）が、750から500まで下がり、食事がとれるようになりました。子宮頸がんの女性は、手術と放射線を受ける前のたった2週間の治療だけで、6㎝あったがんが4㎝まで縮小しました。

初期のがんなのに体のあちこちに痛みがある、何ともいえない疲れや体のだるさがあるときも電磁波障害の疑いがあります。こうした症状は、人工電磁波によって、体の中の電子が奪われるか消耗した場合に起こります。このような人に、何らかの方法で電子を付加すると（電磁波障害を悪化させないような方法）、症状は激減するか消えてしまいます。ですから、こうした症状があるときには、まずは生活の中の電磁波環境を見直すことです。電気コンセントとブレーカーから出る電磁波に対する対策を行い、さらに、壁内配線から出る電磁波に対する対策をすれば効果的です。

最近では、治療に地磁気を多用していますが、通常の磁石の同極同士を接続したものを使うことも多くなっています。同極同士の磁石をつなぐと磁力が反発しあい、異極同士を接続した場合や一個の磁石を単独で使うよりも磁気が、はるかに患部に深く入り込みやすくなります。そのため、従来の磁石では考えられないような効果が出ます。

この磁石をヘソと第七頸椎、仙骨部につけると、脊髄液の流れが良くなり、アトピーのかゆみが消え、湿疹が改善する場合が多く、さらに、腰痛や肩痛、ひざの痛み、関節リウマチの痛みも半減することもあります。

症状が良くならない人がいると、実際、その場で治療法を探っていくことも多くあります。集中的に、また十分な時間をとりながら、15分ごとに何度も診察をすることがあります。そのたびにインスピレイションから生まれた方法が効くかどうか試します。こうして試行錯誤を繰り返していく中で、本当の治療法が見つかってきます。このように、一見医学とはかけ離れているようですが、薬よりも効果的な治療法もあるのです。

最近は、いろいろな患者さんに出会うのが楽しい（一生懸命治療しても良くならないこともあって本当は苦しいこともすごく多いのですが）と感じています。この患者さんと出会えたことで、どんなすばらしい発見が待っているのだろうと思うと、ワクワクしてきます。大人になると、「不惑」といいますが、ワクワクは大歓迎です。

丸山式がん治療

がんの基本治療

1　生活環境の有害電磁波を除去する。患部の電磁波障害、患部に蓄積する過剰な静電気の除去。
2　電子を付加する。
3　地磁気を補充する。

これらの他に以下の方法などを追加する。

4　**低線量ホルミシス**
玉川温泉のラドン222、低線量放射線を使うだけで末期肺がんが治った人がいる。

5　**抗がん漢方療法**
横内正典先生創製の抗がん漢方薬の半枝連湯《はんしれんとう》、桂枝二越脾一湯加減《けいしにえっぴとうかげん》を使う。有機ゲルマニウムを多量に含むもの（薬用ニンジンなど）、抗がん作用があることが知られているサルノコシカケ科の植物も利用する。ただし、その薬効を最大限に引き出す方法で処理した後、煎じて服用すると、高いがん治癒率を生む。処理方法は、抗がん漢方の生薬を蒸した後、せいろに広げ、米麹で一時発酵させる。その後、さらに、乳酸発酵させる。すると抗がん漢方本来の薬効に、菌が漢方生薬を微生物分解してできる漢方生薬麹菌生成物質や漢方生薬乳酸菌生成物質の薬効が加わる。がん再発防止に、すさまじい効果を発揮するとともに、末期のがんそのものを縮小できる。

6　**オリーブリーフ、コリアンダー、中国パセリ**
これらのハーブは他の治療と併用すると効果的。値段が安価で、コストベネフィットは高い。

7　**ロイヤルゼリー療法**
ロイヤルゼリーを漢方のエキス製剤や抗がん漢方生薬と、一緒に服用すると効果が高まる。がん幹細胞を抑え込むのではないかと予想している。（大学と共同研究予定）さらに、特殊なプロポリス（きわめて安価で効果が高い）を服用する。

8　**腸内乳酸菌の調整**　抗がん作用の強い乳酸菌をとることが必要。

9　**食事療法**
玄米は体を冷やすので、発芽玄米か五分づきにする。ブロッコリーやカリフラワー、ブナシメジ、エノキダケ、マイタケ、シイタケなどを食べる。また、冷たいものは腸管の温度を下げて、消化を悪くするので避ける。

10　**ワクチン療法**
蓮見ワクチンや丸山ワクチンは、単独での抗がん作用は強力ではないが、他の治療との連携でがんを消すことができる場合があり積極的に行いたい。

11　**βグルカン、フコイダン**
抗がん作用が強いサプリメントだが、高価なのが唯一の欠点。

12　**ハフリ**　ハフリによる神癒法（詳細は後述）。

アトピー性皮膚炎の基本治療

アトピー性皮膚炎の基本治療は、大きくわけて①皮膚を潤す（保湿）②アレルギー反応を抑える（アレルギー対策）③原因と悪化因子を特定し取り除く、の3つになります。軽度のアトピー性皮膚炎なら①、②だけで完治する場合も少なくありません。

ところが、中等度以上のアトピー性皮膚炎の場合には、②が完治する絶対条件になってきます。①、②はクリニックで比較的簡単に行えますが、③は生活環境や職場環境にまで踏み込んでいかなければ、原因や悪化因子を特定することも取り除くこともできません。そのため、患者さんの自宅に、直接出向いていくことになります。

実際、患者さんの自宅に行ってみると、さまざまな気づき（たとえば、電気コンセントのすぐ側で寝ているとか、電気を使うことの多い台所の真上で寝ているとか、マンションの屋上に携帯基地局があるとか、寝室の畳の下が一面黒カビだらけで、そのためにアトピー性皮膚炎が治らないなど）があります。この気づきは、診察室の中だけにいても決して得られません。この気づきからアトピー性皮膚炎の人たちに共通の原因や悪化因子をと

アトピー性皮膚炎完治のための3つのアプローチ

A 生活環境 最も重要なのは住環境の電磁波対策。次は地球の磁気を補うこと。または人間の生体磁気の働きを正常にするような磁気治療（例：交流磁気治療）。電気コンセントやブレーカーに炭コイルを貼り、住環境を改善する。地磁気を発生させるマットの上に寝ることや交流磁気治療との併用、独自開発のアトピー性皮膚炎用磁石での治療。

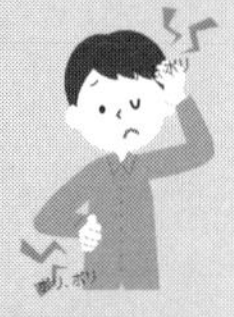

B 皮膚に直接

ステロイドや保湿剤を使うこともあるが、皮膚電流の流れを良くする軟膏や皮膚に電子を与える軟膏を用いる。治療の基本となる入浴には、主に、生薬や温泉、ハーブやアロマの精油を使用。2週間ほどで効果が出ることも少なくない。

C 内臓そのもの

扁桃咽頭やアデノイド、脾臓や腸管などの炎症があると、常に全身の免疫が過剰に刺激され、これらの臓器と離れた場所であるにもかかわらず、皮膚にアレルギー反応が起こりやすくなるメカニズムがある。ヨーグルトの乳酸菌やミネラル、ビタミン、漢方を使いながら、体質改善を行う。

り除く方法を発見していきます。

また、アトピー性皮膚炎の治療の名医といわれる人たちの方法を研究し積極的に自分の診察に取り入れていきます。もちろん、治った、ずっと良くなった患者さんたちがどのような経過や方法で治ったかについて詳細に検討していきます。その結果、アトピー性皮膚炎完治のために、3つのアプローチが必要なことがわかってきました（上囲み参照）。Aは住環境などの生活環境に、Bは皮膚へ直接、Cは内臓そのものにアプローチする方法です。A、B、C3つのアプローチをバランスよく行うことで、その症状は、改善するか、治り始めます。

体験

見つかった私のための治療法

治療法

細胞内治療
交流磁気療法
電気コンセント療法

丹修恵美（仮名）
宮城県
1977年生まれ

母のアレルギー体質を受け継いでいる私は生まれたときから、牛乳、卵、ゴマ、杉花粉、ハウスダスト、犬や猫などに対して、たくさんのアレルギーを持っていました。常に、かゆみや発疹、赤みに悩まされていましたが、皮膚科から処方される塗り薬や漢方で何とか症状は治まっていました。

ところが2014年3月、花粉が飛び交う時期から、まぶたのはれ、むくみ、特に顔は、ひどい症状に悩まされるようになってきました。いつもなら漢方薬を飲んだり保湿剤を塗ったりすると症状は治まるのですが、今回だけは何をやっても効果がありません。症状がとうとう顔から全身にまで広がり困ってしまって、5月に評判のいい丸山アレルギークリニックに初めてうかがいました。

診察室での〝靴下が下がり診察衣を膝までまくり上げた〟丸山先生の懸命な姿が印象に残っています。いきなり初診で先生から「ベッドに寝てない？　このまま寝てると10年後には乳がんになるよ」といわれ、あっけにとられてしまいました。すでに亡くなった私の祖母も義母も乳がんでした。私自身2年前に子宮頸がん検診で要検査になったことも頭の中によぎりました。不思議でした。

通常、診察では、自分の症状をお医者さんに話すのですが、別のときの診察では、話そうとすると、いきなり先生は「全身熱くて火のように火照っているんでしょう」と、何も話さなくても私の症状をすべていいあててしまいます。

先生の診断は電磁波障害でした。寝ている頭の所にコンセントがあるのではと聞かれました。確かにベッドの頭部、足の部分にコンセントはあります。コイルベッドはコンセントからの微量な電気を受けて幾重にも電磁波が倍増するのでよくないと聞き、すぐにベッドをやめて布団にし、部屋の模様替えをしました。

先生からは寝室の電気コンセントや家の配線盤には炭コイルを貼るようにいわれ、良くならなかったら返品すればいいとまでいわれました。炭コイルを寝室のコンセントに貼るとなぜだか症状がよくなります。ところがある日、症状が出ました。原因は延長コードでした。スイッチのオンオフが付いている延長コードだから、炭コイルは必要ないと思い、貼っていませんでした。先生からスイッチを入れなくても電気が流れて電磁波が出ているので寝るときに延長コードを抜くようにするといいと教えられました。

初めの頃は1週間に3回通院し、先生が手づくりした銅線でつくったコイルを腕や背中につけたり、お腹の脇に手づくりの磁石をつけたりすると、かゆみが止まります。裸足になって足の下に銅板をひいて静電気を抜いたり、背中に磁気マットを敷いて寝たりすると、暑い日にもかゆみがとれてよく眠ることができます。

先生からは「順序があるから」といわれましたが、何のことを意味しているのかわかりません。先生の話は、「えっ」と思うこと、なかなか理解できないことが多いのです。待合室で待ち時間に、パソコンを見たり本を読んで勉強したりしましたが、わからないこともあるのですが、とにかく症状が良くなるので信じることだけはできました。

そのうち夏になり顔の症状は改善してきました。しかし、先生は顔色がニッケル色になっているから歯の金属が影響をして金属アレルギーになっている可能性があるからと、歯科医を紹介してくれました。歯科医での金属アレルギー検査によって、鉄、ニッケル、スズの金属アレルギーが判明しました。歯の中の詰め物をとったとたんに、アゴが軽くなり、全身の関節痛がなくなりました。どうやら私のアレルギーは、単なる遺伝だけではなく、いくつも原因が重なっていたようで、「順序がある」という言葉の意味を理解できました。

電子と地磁気の関係

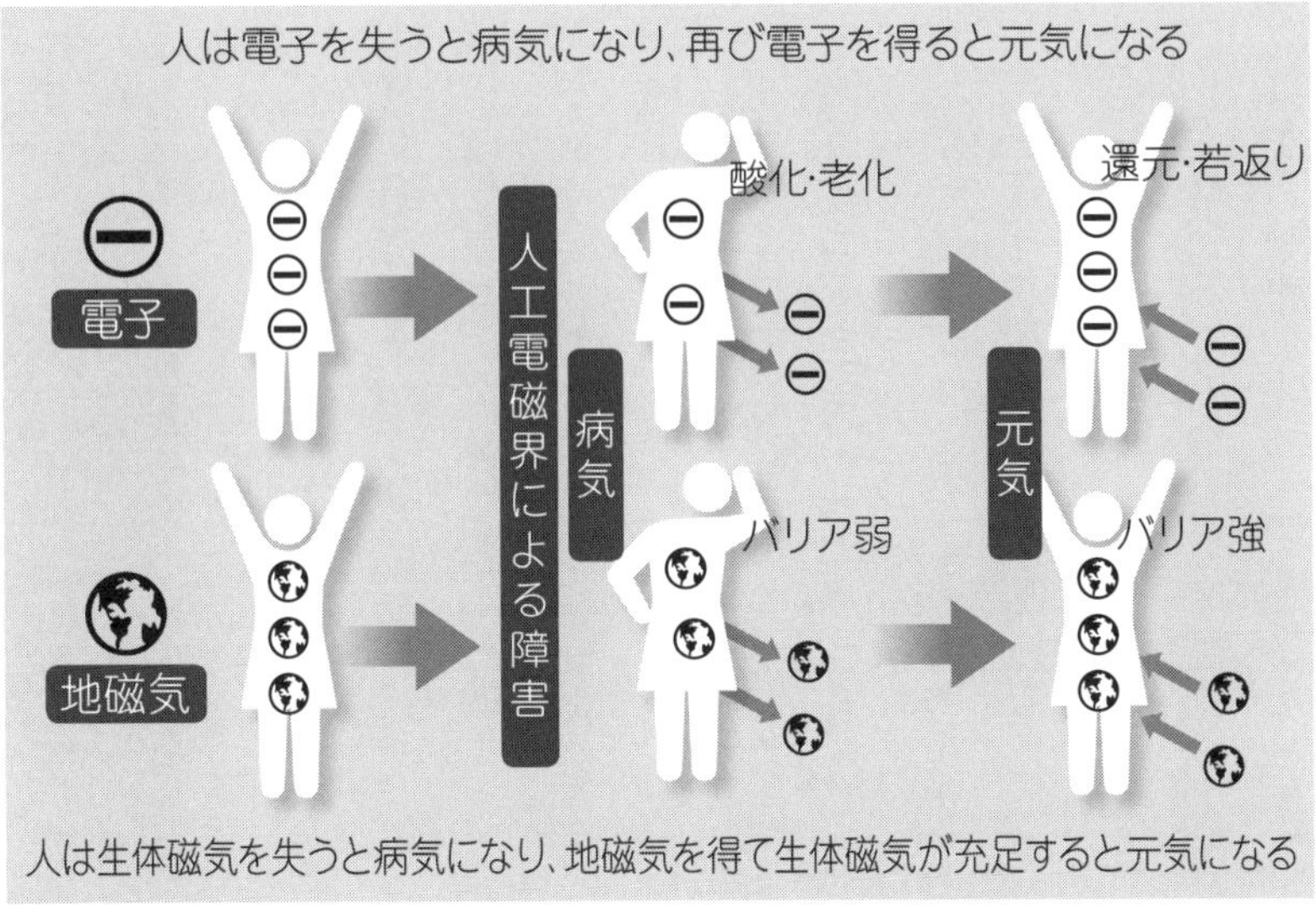

その後、先生からは、家の中に強い電磁波が流れているから部屋の四方にアルミホイルを貼ると良いといわれましたが、家具も置いてあるのでなかなか無理な状況でした。そこで、蚊帳が電磁波を跳ね返すと聞いて、蚊帳の3分の2にアルミホイルを張って寝ています。自宅では、電気コンセント療法で、コンセントをできるだけ長くして家事をしながら、4時間はやってもいいといわれたほど体内にたまっている有害な電気を還元しています。

丸山先生は、通院するたびに効果的な治療法を探してくださいます。診察室でのハフリもその一つです。私も家族も初めは半信半疑だったのですが、とにかく効いているのは確かなことです。

人工電磁波で体にやさしく地磁気を補う発明

これだけ便利になった世の中を、いくら人工電磁波が悪いからといって、すべて元の状態に戻すことはできません。そんなことをすれば、たちまち人間にとっては不便な生活になります。人体に悪い影響を与える人工電磁波を逆に有益なものに変える方法、もしそんな方法があれば、電磁波の問題は一挙に解決するどころか電気を使えば使うほど健康になることもありえるかもしれません。これは、「悪を消すのではなく、悪を抱き参らせて善となす」という善悪を超えた調和のとれた解決法になる、何とか人工電磁波を電子変換できないものかと考えていたら、天からすばらしいアイデアが3つ落ちてきました。まるで一億円の借金を瞬時に1億円の貯金に変えるようなアイデアです。

このアイデアの一つを基につくったのが炭コイルです。炭コイルは、1本の銅線が時計回りと反時計回りに巻かれ2層からなり、相反するもので相殺する仕組みです。基本的に生体電流を乱れさせる静電気や磁気のノイズを打ち消し生体電流の流れをスムーズに整える働きをします。しかも、炭の遠赤外線効果は血液の循環を良くしてくれます。

実際、1万人以上の患者さんに試していただきました。携帯電話や体に貼ると肩コリやしびれ、関節痛やリウマチ、腰痛や頭痛などの痛みの軽減、目のかすみなどがなくなる、アトピー性皮膚炎のかゆみの軽減、不定愁訴の改善などにも効果があります。貼って20分後には、体温は1度以上高くなり血行が促進されることもわかっています。

また、これを部屋の電気コンセントそのものに2個貼ると、室内の体を酸化させるプラスイオンが半分にまで減少し、心身を整えるマイナスイオンが3倍以上発生します。その結果、体に貼ったとき以上に体の調子が良くなる人が多くいます。さらに家中の電気配線が集まるブレーカーの大元に炭コイルを8個貼ると、疲れやすさ、睡眠の質、病気や症状が良くなり、安心して生活できるようになります。

そして二つ目のアイデアを金属基盤にしたのが、電磁波ブロッカーです。神聖幾何学図であるフラワー・オブ・ライフを基にした図形を使用しています。フラワー・オブ・ライフは、宇宙に存在するすべての生命を設計し天地を創造する源といわれ、生きとし生けるもののあらゆる側面、数学的方式や物理的法則、音楽の調和や生命の営み、原子や分子レベルなど、すべてが内包されています。そのため、炭コイル同様、体だけでなく、電子機器に貼っても、すばらしい効果を発揮します。まず、携帯電話に貼って使うと、マイクロ波は8・3％減少し、パソコンや無線LANに貼ると電場を19％カットします。携帯電話が通じるぎりぎりの電波状態まで電磁波をカットし悪影響を最大限抑えます。しかも、低下していた前頭前野の脳血流を全領域で増やすので、血流不足による認知症などの脳のトラブルは、良くなるはずです。実際、5000人ほどに使ってもらいましたが、首の周りのもやもやが消えた、肌がきれいになった、髪の毛が生えてきた、成績が上がった、冷えや頭痛、腹痛がなくなったなどのうれしい報告がありました。体に有害だった電磁波が、電磁波ブロッカーを貼ると、逆に元気にするものにかわります。

そして、3つ目のアイデアを元に、深刻な地磁気不足に陥っている現代人のために開発したのが、フェライトコアを使った未着磁（磁気を帯びていない）の地磁気チップです。これは、地磁気と同じ1／fの揺らぎや磁力を人に供給し、人工電磁波に対する自分のバリア（生体磁場）を強化します。また、フェライトコアは、マイクロ波のような高い周波数を抑制し熱に変え有害磁場から体を守ってくれます。直接コリや痛みのある部分に貼ると、血行を促進し体温を0・8～1・2度上昇させ、座骨神経痛が消える、呼吸が楽になる、精神的に安定する、メガネにつけると視力のアップする人が大勢います。

これらのグッズを活用すれば、日本人は世界でいちばん健康になれるかもしれません。

電磁波対策のために開発したGOODS

炭コイル

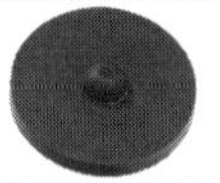

・電磁波カット
・有害な電磁波を有効な電磁波に変える
・マイナスイオンを増やす

炭コイルの実験

	プラスイオン	マイナスイオン
室内	48	45
コイルを貼る	21	172
結果	2分の1に減少	3.8倍増加

炭コイルをコンセントに2個貼りつけた60分後（コンセントから1m）の測定 遠赤外線応用研究会調べ

ヒントになったアンペールが考案のコイルと磁針

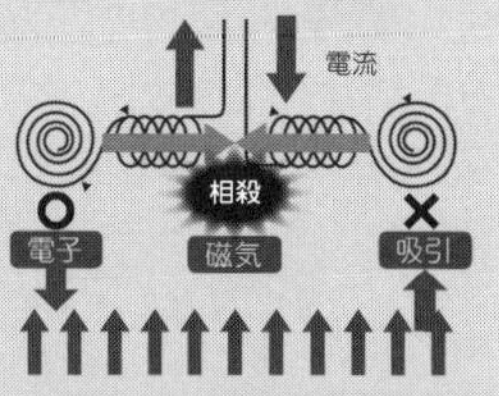

左右のコイルから発生する磁界は、反対向きになるので双方の磁気は相殺される。

電磁波ブロッカー

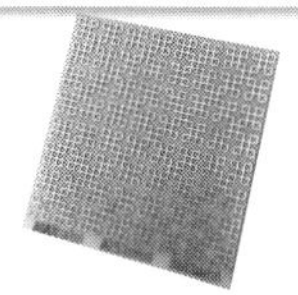

・電磁波カット
・有害な電磁波を有効な電磁波に変える

電磁波から身を守るためには、地磁気チップで地磁気を補いバリア機能を高め、有害電磁波を放出する炭コイルと電磁波ブロッカーを併用すると効果的。

電磁波ブロッカーの実験

	パソコン			携帯電話		
	使用前	使用後	低減率%	使用前	使用後	低減率%
磁場mG	1.3	1.2	7.7	1.2	1.0	16.7
電場V/m	26	21	19.2	2.3	2.0	13.0
マイクロ波	0.031	0.030	3.2	0.024	0.022	8.3

電磁波ブロッカーを携帯電話使用中の磁場、電場、マイクロ波を画面側1cmで測定し低減率を算定（アルファラボ社製トリフィールドメーター100XE型使用試験環境温度20℃湿度54%）遠赤外線応用研究会調べ

地磁気チップ

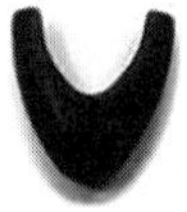

・マイクロ波を熱に変える
・地磁気を供給する

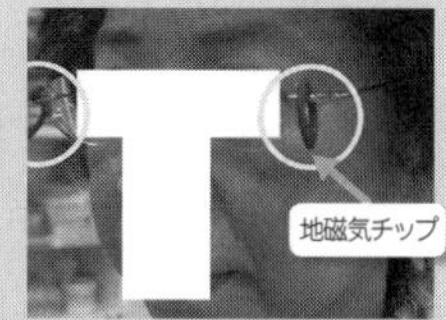

地磁気チップをメガネの両端につけると、目のかゆみ、くもり、ショボショボがとれ、視力が上がる。

生活環境への間接的なアプローチ

コンセントや室内ブレーカーからの電磁波を除去

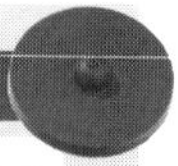

配電盤

室内ブレーカーに8個貼る

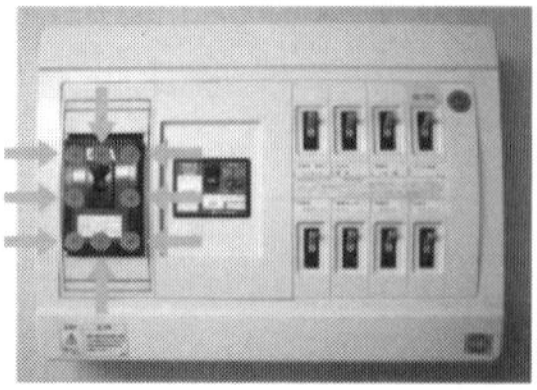

コンセント

2個貼る

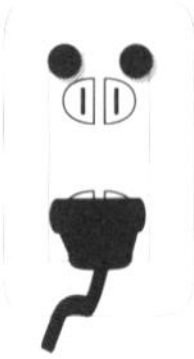

延長コード

4個貼る

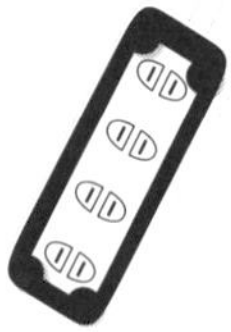

炭コイルでコンセントの電磁波対策をしたから大丈夫と思っている人がいますが、延長コードにもいつでも使用できるよう待機電力が流れているので対策を忘れずに。

電磁波ブロッカーを家電製品に貼って電磁波をブロック

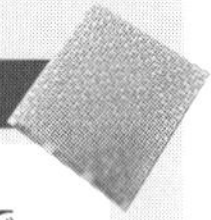

待機電力を
必要とする家電

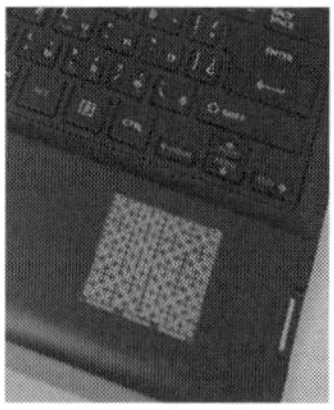

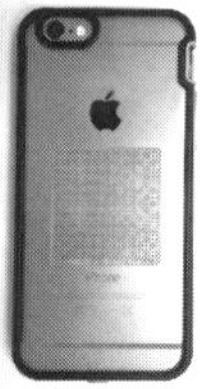

電話機、HDD、
DVDレコーダー、
温水洗浄便座、
エアコン、テレビ、パソコン、モデム、オーディオ、ゲーム機器など

頭部付近で
使用するもの

ドライヤー、電気シェーバー、電動歯ブラシ、美顔器など

地磁気チップでバリア強化

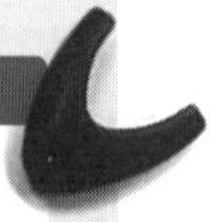

人間の持つ遠赤外線がバリアになりオーラになって出ている。オーラが大きいと電磁波をはね返せる。地磁気が減少しバリアが弱くなると、症状が出ることがある。地磁気チップは生命場のバリアを強化する。

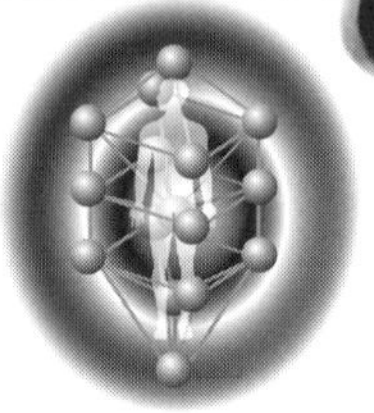

炭コイル　体への直接的なアプローチ

静電気や電磁波は体のくぼみやゆがみ、自律神経にたまりやすい。
生体電流や生体磁気が流れない人、磁気が不足している人、
有害電磁波からの余分な電気がアースされない人に最適。

炭コイルを貼るポイント

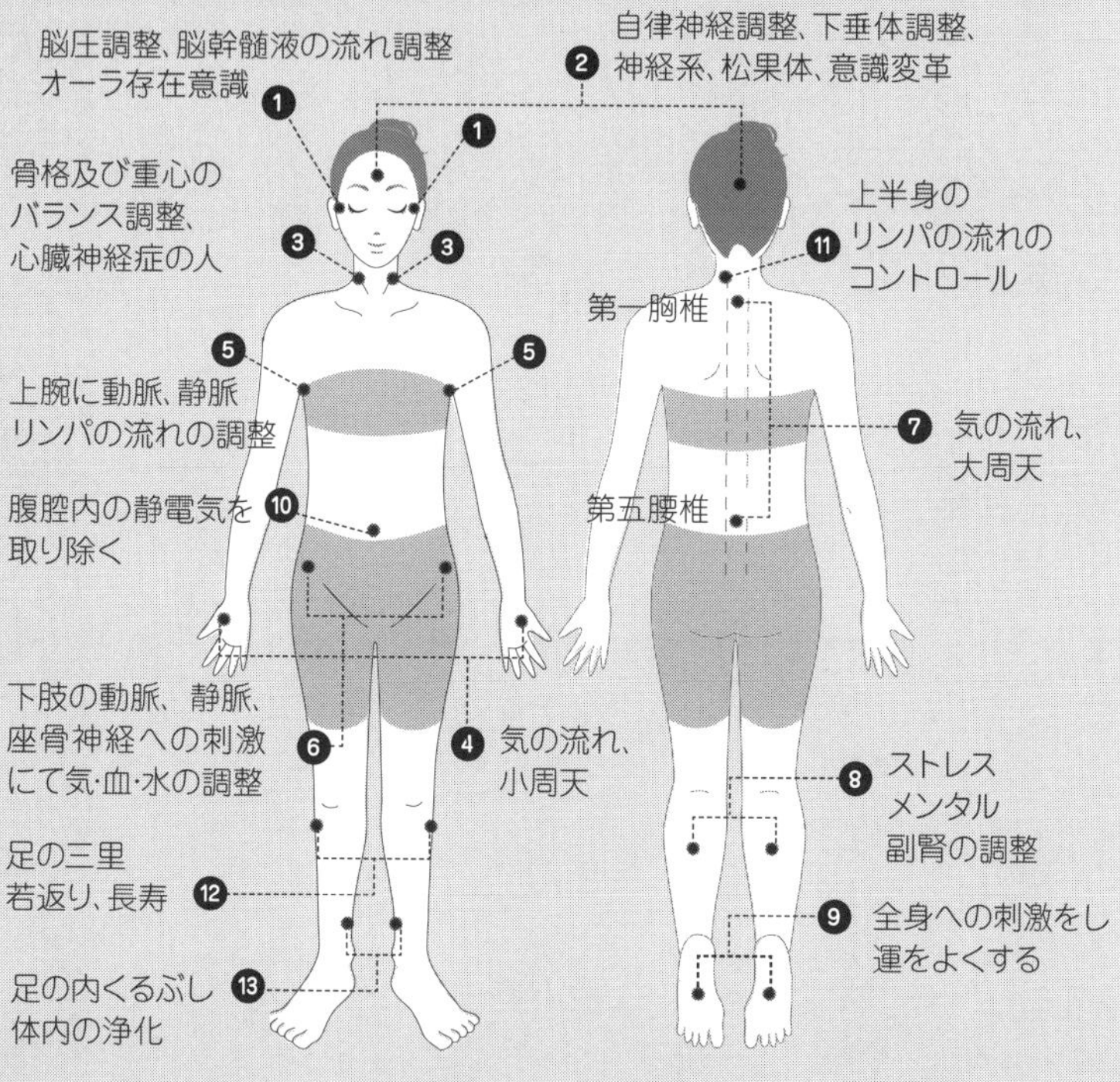

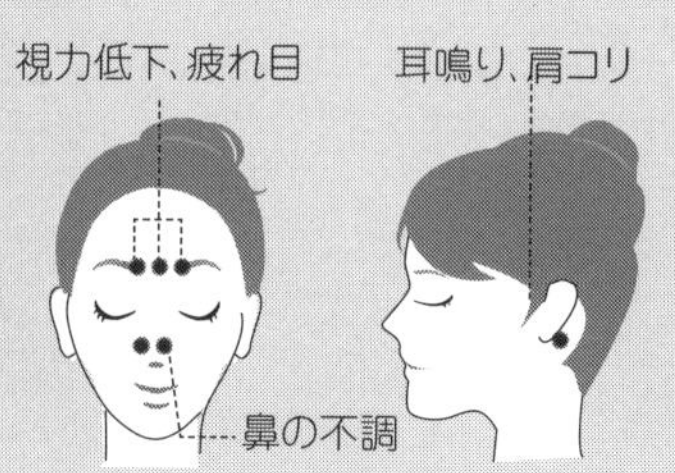

ペースメーカーを使用している人や骨折などで体内に金属が入っている人は、念のため使用は避けてください。

かこた治療院院長内尾正明先生作プラスα

Ｏ-リングテストで薬や治療の適正を確認

患者さんに処方する薬は、一人一人の患者さんの症状にあわせたものではなく、統計的に効果があるとされる薬をお医者さんが判断して処方しています。ですが、人間の体は一人一人違っているので、処方した平均的な薬が、その患者さんにあっているとは限りません。自分にあわない薬を服用すると、薬剤の耐性をつくったり副作用の原因になったりします。あわない薬は毒になり、あう薬とあわない薬を服用すると、効果がなくなってしまうこともあります。

そこで当クリニックでは、Ｏ - リングテストと呼ばれる方法で薬や治療法などが患者さんにあっているかどうかの適正を判断しています。

看護師さんが、薬を片方の手でもった患者さんの体に特殊な半導体の検査棒をあてて、患者さんの病気の波動を取り出し、看護師さんのＯ - リング（手の指の輪）を使って、病気を良くする波動の薬を選びます。これは、もともと体が原始的に持っている忌避行動、忌避反射を利用した方法で、体の筋肉の減弱、増強によって判断する方法です。薬

O-リングテスト（バイデジタル・O-リングテスト）

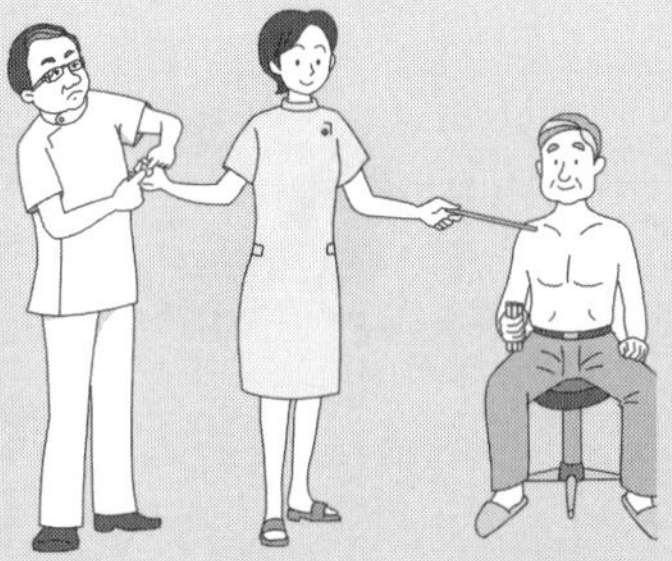

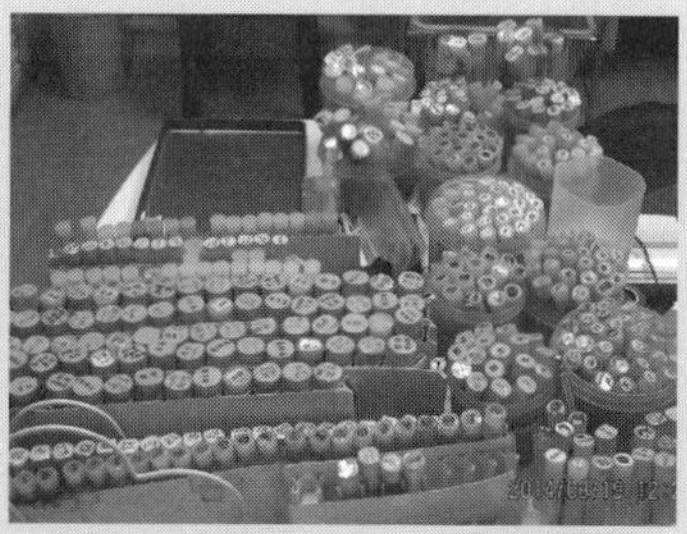

開発者は大村恵昭（医学博士・薬理学博士）。一般的方法は、手の親指と人差し指をリング状にして判断する。患者さんの片方の手で輪をつくり開かないように力を入れてもらう。もう片方の手には薬を持つ。医師が輪を両手の指で開こうとしても、輪が開かないものがプラス、合った薬。力が弱く輪が開くものはマイナス、合わない薬。患者さんの指の力に差があり、正確な判断がしにくいため、看護師さんを通して行っている。

やその量が患者さんに適合していない場合には、筋力が減弱し指が開きます。指が閉じたままで筋力が減弱しないものは、患者さんに有益で、必要な薬と量を判断することができます。高度な医療器や検査器具を必要としない簡単な方法です。

あらかじめ第三の目で患者さんのエネルギーをみて薬剤を選んでおいて、看護師さんを仲介させて患者さんの適正を確認しています。

病気は、いくつもの原因が重なって起こっていることが多く、根気よく一つずつ原因をはがして治していかなければなりません。そのため、最初に処方した漢方薬が、次に同じ場合もあれば変わる場合もあります。病気の治りが遅いからといって、がっかりすることはありません。

体験

極限まで試した治療法

治療法
グリパスC
漢方風呂
電磁波対策

中村みち（仮名）
宮城県
1980年生まれ

子どもが10カ月の頃、顔にブツブツと湿疹が出始め、心配になり小児科にかかりました。ひょっとしたらとは思ってはいましたが、診断はアトピー性皮膚炎、すすめられたのはステロイド剤でした。

お医者さんからいきなり「ステロイド剤を塗らないと治りませんよ。お母さんは子どもがかわいくないの。このままではかわいそうだよ」といわれました。

子どもがかわいくないはずはありません。かわいいからこそ、ステロイド剤の副作用を知っていましたので、できれば使わないで治せないものかと思っていました。

そんなときに、独自に開発したアトピー性皮膚炎の治療法も行っている丸山アレルギークリニックの丸山先生に相談をしてみました。

すると、丸山先生からは「ステロイド剤を使わないで治してみようね。でもステロイド剤はそれほど恐い薬ではないよ。どうしてもダメだったら塗ろうね」といわれました。

その説明に、信用できる先生であることを確信し、通い始めました。

先生から指摘されたのは、子どもの皮膚の湿疹には、電磁波の影響があるからとのこと。電磁波が影響しているといわれても、同じ場所で生活している私には何も影響は出ていません。先生のいわれるまま部屋のコンセントに炭コイルを少しづつ貼っていきました。また母乳で育てていましたので、アトピー性皮膚炎に影響するコーヒー、ココア、チョコレートはとらないようにしました。

Oーリングテストで漢方薬も処方していただきましたが、飲ませようとしても、子どもがなかなかその漢方薬を受けつけず、泣いてなかなかうまく飲んでくれません。

子どもの背中に皮膚電流の流れをスムーズにする働きのあるリングを貼ったり、アトピー性皮膚炎を治す音源を出すスピーカーを肌にあてたり、地磁気マットや皮膚電流の流れを良くする半導体など、たくさんのものを試しました。残念ながら電気コンセント療法（電気コンセントに電子基板を付けてアトピー性皮膚炎の人の肌に必要な電子を皮膚に救急する治療法）だけは、子どもがコードを口に加える可能性があるので使うことはできませんでした。いろいろと試しましたが、なかなか、アトピー性皮膚炎は一進一退を繰り返して良くなりません。

子どもが1歳3カ月をむかえた頃には、とうとう顔から黄色い膿や生臭い汁が流れ出て、処方していただいた塗り薬のグリパスCまでも流れ落ちてしまいます。

先生から夜寝るときには、子どもがかゆくて顔を引っかくといけないから、洋服の袖を手が出ないよう縫いつけるようにアドバイスをいただきました。朝起きると、えり口や袖口は、膿でまっ黄色になり洗っても落ちません。

このまま治らなかったらどうしよう、本当に不安な毎日でした。先生は、毎日電話をして状況を話すようにいわれ、たくさんの患者さんを診察している中、時間をさいて相談にのってくださいました。ステロイド剤を使わないですむよういろいろな治療法を使って極限まで試していただきました。なかなか治らないので自宅まで見に行くからといわれ、本当にありがたく思いました。ですが、もうこれ以上は無理かな、やっぱりステロイド剤を塗らないとどうすることもできないかもしれないと思い始めていました。

ちょうどその頃、先生から「携帯電話からの電磁波は皮膚に悪い静電気を増やすことがあり、静電気は抱いている子どもにも影響するよ」と言われました。早速携帯電話に電磁波ブロッカーを貼ると、初めて皮膚の症状が良くなり始めました。

私は、授乳のときにも友達と携帯電話で話していたり、よく子どもの写真を撮ったりしていました。子どもの側でいつも何気なく携帯電話を使っていました。電気コンセントには電磁波対策をしていても携帯電話の電磁波対策まではしていませんでしたから。
さらに効き目があったのが、漢方薬を煮出してお風呂に入れる漢方風呂です。漢方薬を飲むことに抵抗していた子どもですが、漢方風呂で象のようなガサガサの肌がツルツルになりました。現在、子どもは2歳4カ月になり、季節の変わり目に少し湿疹が出るような状況です。もしアトピー性皮膚炎のままだったら、子どもも私も精神的に耐えられなかったのではないかと思います。何もわからない赤ちゃんの頃に治していただき、本当にありがたいと思っています。丸山先生の前では、どういうわけか、子どもはよく笑って泣きません。子どもなりに先生の明るく穏やかな内面をわかっているのでしょう。とても安心できるお医者さんです。

アトピー性皮膚炎の変化

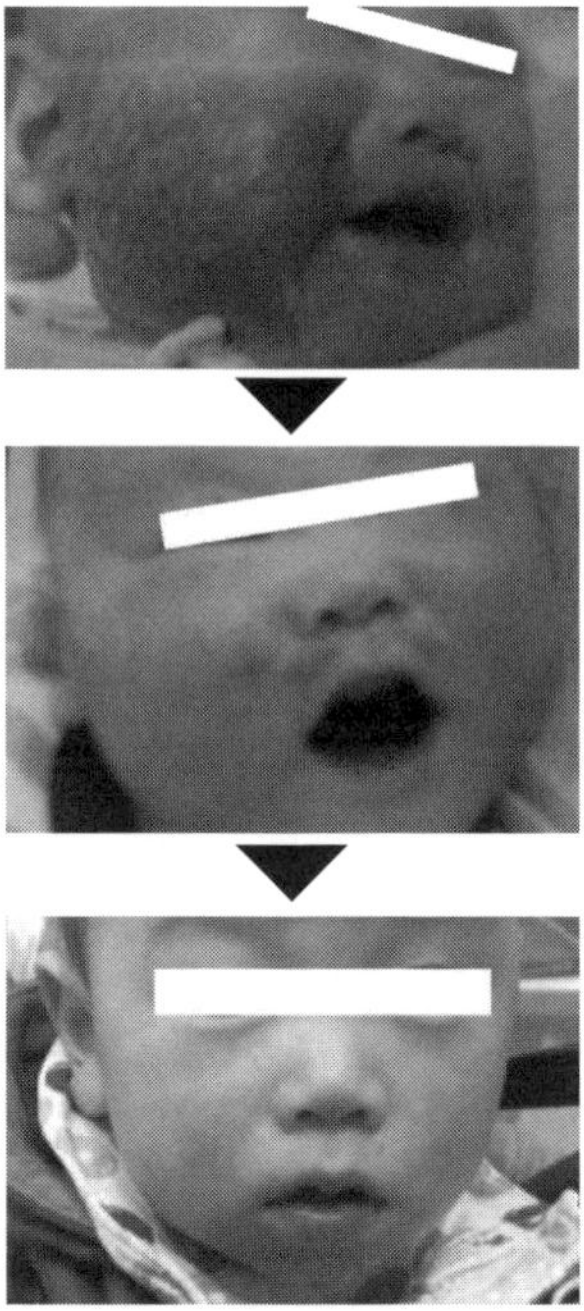

グリパスC（軟膏）

脱脂大豆乾留タール（グリテール）と亜鉛華軟膏、ジフェンヒドラミンの混合剤。ステロイドをなるべく使いたくない人の最後の武器。脱脂大豆を乾留精製した暗褐色、粘稠のタール液、強烈な臭いがある。軟膏基剤に0.2～5%の濃度に練合。酸化亜鉛は浸出液を吸収し乾燥させる。安い薬価により製造が中止となる。

がんを治す4つの治療法

がんの人が来院しても「一緒に治しましょう」といえる治療法が見つかりました。

その一つは、体の電磁波対策です。がんが発症する原因として、電磁波が及ぼす影響は無視できません。これまで、電磁波対策用のリングを体に装着しただけで、末期の肺がんの男性が完治したことがあります。さらに、肺内転移のある肺がんの男性は、同じ電磁波対策用リングを体に装着し、6カ月で原発巣と転移巣の両方が消失しました。

このような体験から少なくとも電磁波対策をするだけで治るがんがあることに気づきました。その後、肝臓他にがんが転移した乳がん、抗がん剤や放射線治療でも良くならなかった舌がん、リンパ節転移のある子宮頸がん、そして、食道がんの男性が電磁波対策用のリングを使ってがんが縮小ないし、消失しています。

電磁波対策用リングを多くのがん患者さんに使ってみて、少なくともがん性疼痛が麻薬を使わなくても高い確率で早期に治ってくることや、QOL（クオリティオブライフ）の改善効果、明らかに証明効果があることに気づきました。

二つめは、抗がん漢方による治療です。抗がん漢方は、普通に煮出して服用しても効果がありますが、患者さんには、私が処方した抗がん漢方を米麹で発酵させた後、さらに乳酸菌で発酵させて、飲んでもらっています。抗がん漢方の生薬成分と麹、乳酸菌が反応して、新たにつくられる乳酸菌生成物質、麹菌生成物質ががんに対してとてつもない効果を発揮するからです。これでがんが消えた人や改善した人は数えきれません。

三つめは、ウイルス対策です。多くのがんがウイルス感染を契機に発症します。たとえば、乳がんはパピローマウイルス、子宮頸がんはヒトパピローマウイルスが原因で発症します。近年、ワクチンでがんを治療しようとする試みがありますが、これもがんの発症や生育とウイルスが密接な関係を持っているからに他なりません。よく使うのは、プロポリスとロイヤルゼリーの組み合わせですが、特に漢方はロイヤルゼリーと一緒にとると、薬効が著しく上がります。

四つめは、玉川温泉のラドン222を用いた自然のホルミシス療法です。玉川温泉は、北投石でがんが治ることで有名ですが、湯の花にも北投石と同じくらいの抗がん作用を持つものがあります（偽物や効かないものもある）。実際、末期の肺がんの患者さんに湯の花をシートにしたものを使ってもらっただけで肺がんが消えたことがありました。

体験

乳がん根治のために

治療法

丸山ワクチン
細胞内治療
電コン療法

横山祐子さん（仮名）
宮城県
1970年生まれ

私が乳がんと宣告されたのは7年前のことです。病院ですすめられたのは手術でしたが、がんと関係のないリンパ節まで摘出（郭清）してしまうことには抵抗がありました。どんなに探しても腫瘍部分だけを取り除く手術をしてくれる病院はなく、ホルモン療法を続けていました。

お医者さんは、がんの治療に三大療法（手術、抗がん剤、放射線治療）をすすめますが、「その治療法をしたらがんは治るのですか」と聞くと、必ずかえってくるのは「治るとは言い切れません」「10年後に再発するかもしれません」という答えです。「治る」とは、答えてくれません。

治るか治らないかわからない治療とは、どうしても取り組めませんでした。しかし、腫瘍マーカーが上昇し始め、しこりも大きくなってしまい、仕方なく放射線治療を受けました。それでも乳がんが完全に治ったのか、不安はつきません。

知り合いに状態を相談して、すすめられたのが丸山ワクチンでした。いろいろな治療を行っているクリニックだから丸山ワクチンも打ってもらえるはずと、紹介されたのが丸山アレルギークリニックです。

クリニックの入り口には不思議なお札や図形、シールが貼られ、診察室には大きな神棚が祀られ、ほんの少し変わっている雰囲気がします。

初診で、丸山先生からまずいわれたのが、すべての病気は電磁波が原因で起こるということでした。たまたま、知り合いのお母さんが家の裏に建っている鉄塔の影響を受けて子宮がんで亡くなった話を耳にしていましたので、電磁波の話には抵抗はありませんでした。

電磁波と聞いてたしかに思いあたる部分はあり、毎日パソコンを使わざるをえない仕事になってから、まず視力が急激に落ちて、体の不調が出始めました。

すぐに、配電盤と寝室のコンセントに電磁波を変えるための炭コイルを貼りました。

丸山先生は、いつうかがっても聴診器を持っていません。また聴診器を患者さんにあてるわけでもありません。それにもかかわらず、私をみると「ここがつまってるよ」「ここが悪さをしている」というので、びっくりしています。私の調子の悪さを伝える前に「痛いところがあるのではないの」と必ず聞いて、私の体の状況をいいあててしまいます。

しかも「帯状疱疹が出てきそうだから漢方薬を飲むほうがいいよ」と先のことまでもいわれてしまいます。

また、必ずハフリをしてくださいます。ハフリを受けると、体がじんわりと温かく軽くなるので毎日してほしいくらいです。先日、クリニックで行われたハフリのセミナーに参加して少しだけハフリがわかりました。毎朝、ハフリを実践していますが、先生がするように温かくはなりません。自分ではまだ何かが違うと感じていますが、精神的に落ち着いて気持ちが軽くなるので何らかの効果はあるようです。

週3回丸山ワクチンを打つ際に予約しているのが細胞内治療（無料）です。これは、左手と左足に器械を付けて、活性酸素を除去するために20分間体の中に還元電子を取り込む治療ですが、体がとても温かくなります。

自宅では電気コンセント療法といって、体にたまったプラス電子をマイナス電子に変換させる方法をソファーに座って行っていますが、これも体が楽になります。

おかげさまで、現在は、先生から「乳がんの心配はいらないよ」といわれるようになりました。

丸山アレルギークリニックでは、本やネットを探して得られるありふれた治療法ではなく、先生が病気を退治するためにいろいろな角度から考えた治療法を教えてくれます。先生ご自身が、いろいろな情報を書き込んだ分厚い秘密の手帳を開いて、これをプラスすると相乗効果が期待できると、次々と新しい治療法を試してくださいます。しかも手づくりのものが多く、病気を治すための情熱を感じるほどです。先生は、どうも「貼りもの」がお好きらしく、待合室で待っていると、診察室からオデコや首、眉などに「貼りもの」をした患者さんが出てきます。患者さんたちが「貼ると症状が良くなった」と話しているのを聞くと、自分の番でも何かしてもらえるのではと興味津々で期待してしまいます。通い始めて1年半ですが、丸山先生は「良くなるよ」と言い続けてくれる、ざっくばらんで不思議な先生です。

丸山ワクチン

開発者の故丸山千里博士(日本医科大学元学長、名誉教授)の名前をとったSSM(丸山ワクチン:Specific Substance MARUYAMA)。結核やハンセン病の療養所にがん患者がほとんどいないことから、結核菌やらい菌などの成分にがんを抑える可能性があると開発したワクチン。1日おきにSSMを皮下注射40日分:20アンプル。

電気コンセント療法

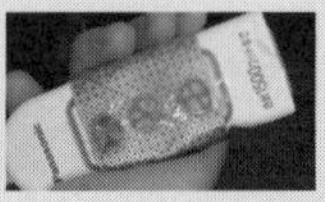

延長コードに特殊な電子基板のフィルター、三次元コイル(有害電磁波を三次元すべての方向で削除)、同極同士をつないだ磁石を装着し、その周りを磁場のノイズを消すケーブルで巻いたものを用いて、病気を治すために不可欠な電子を体に供給する方法。

神の癒し、ハフリ、岩戸開き、交叉法で治す

多くの病院のお医者さんが、全力をかけて取り組んでも治らない難病やがんの患者さんがいます。現代医学から見放され、藁をもすがる思いでやってくる患者さんに、これまで有効だった治療をかたっぱしから行っても、良くならない場合もあります。

そんな時、私は、藁にすがるより神様にすがることにしています。日々の診療の中で「難病の患者さんをどうしたら治せるのか、また、今まさに命が危うい状態の患者さんをどうしたら救えるのか」という問いかけを天に向かってしていくうちに、突然、天からメッセージが届きました。それがハフリという動作（方法）でした。

当初、ハの字に両手を広げるのでハフリというのだと思っていましたが、ハフリは神道の言葉であり「祝」と書くことがわかりました。ハフリはお祝いの意味、その動作は人々に対する祝福です。やはり、神様はいる、神道系の神様が教えてくれたのかと初めて気づきました。神主でもない私になぜ神様が教えてくれたのかはわかりません。ただ、ハフリが人々の病気を治す力を持っていることだけは確かです。

またハフリの動作は、御幣の形とそっくりです。御幣は神の依り代を意味していますから、ハフリをすることで、人が神の依り代になるのでしょう。もともと人は皆、神だったといわれていますから、ハフリをすると簡単に神と一体になれます。しかも神は、特定の神ではなく、日本人が古来から考えていた八百万《やおよろず》の神々、サムシンググレート、ハフリの真髄は、神との一体化ではないかと考えました。

いちばん最初にハフリをしたのは、体に耐えがたい痛みを訴えていた患者さんでした。ハフリをすると、痛い箇所での気の停滞が数十秒で、体に触ることなく完全に消えてしまいました。私の30年の診療人生の中でこんなことは初めてで、すごく驚きました。患者さんも「魔法をかけられたみたいに痛みが消えて、体がすごく軽くなりました。ウソみたいです」と言います。

これが天からの贈り物に違いないなら、他の患者さんにも効くはずです。写経のしすぎで肩が痛い人、痛みで右肩が頭の上まで上がらない女性、一年以上も胸の中心に痛みを訴えていた女性、関節リウマチの患者さん、自殺願望のある人にもすると、痛みがその場で消えたり、腕が上がるようになったり、生きがいを見出したりと変化が起こっています。ハフリの効果は持続し、体だけでなく心にも作用することがわかりました。患

インドでいう体にある三つの管

1 頭の中心やつむじから垂直に足の方に伸びる管。天からエネルギーを受け取り、体の中心部にエネルギーを供給するためのもの。主に、内分泌系や脳・神経系とのつながりが深く、チャクラと呼ばれる体の正中線上にあるエネルギーセンターともつながっている。

2 体の左の方にある管、心臓や膵臓などとの関係が深い管。

3 体の右の方にある管。主に肝臓などや体の右側にある臓器にエネルギーを供給する。

これらの3本の管の中を、エネルギーが停滞することなく流れると、人は健康でいきいきとして生きられるが、いずれかが少しでも詰まると病気になるといわれている。

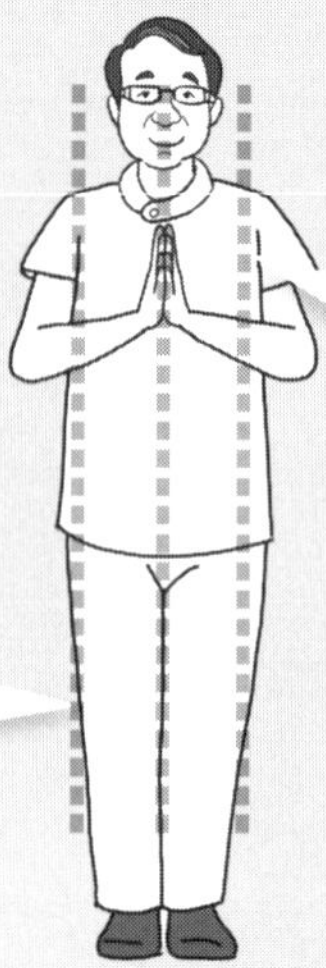

人間は御幣の形と同じ。エネルギーを取り込む3本の管がある。

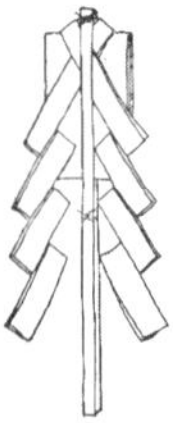

目は開けていても半開きでも閉じていてもいい。簡単で誰にでもできるし、覚えやすい。

1

〔体の中心部〕

頭の上から右手を少し上にして重ね合わせ、その後下に向かって手を円弧を描くように開きながら降ろす。体の中心で3回振り下ろす。

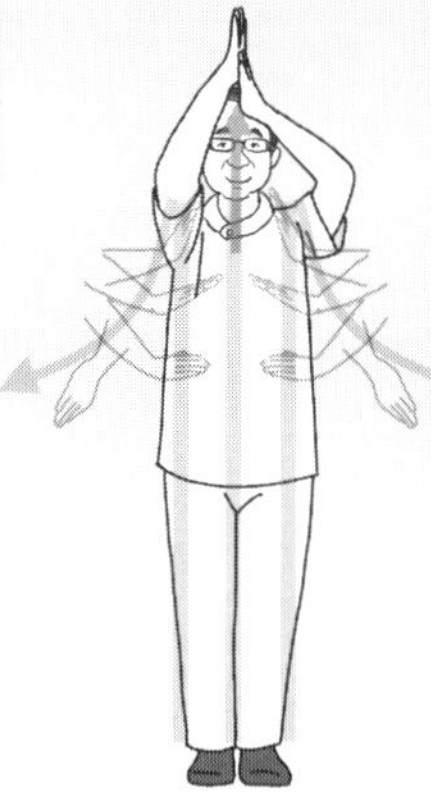

2

〔体の左側〕

3回振り下ろす。

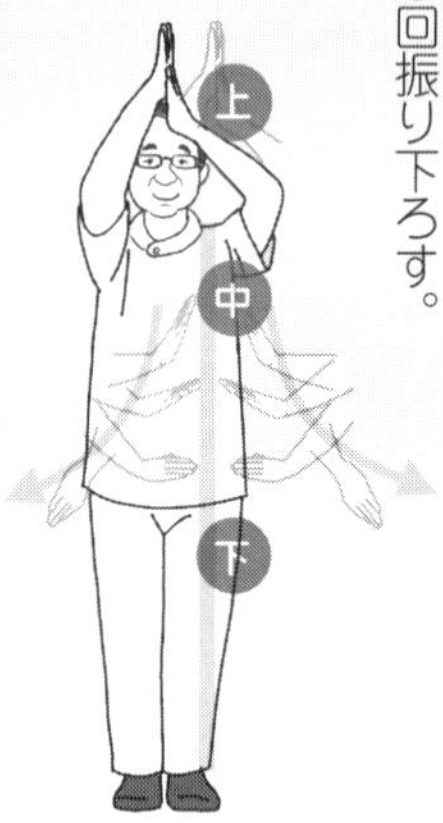

3

〔体の右側〕

3回振り下ろす。

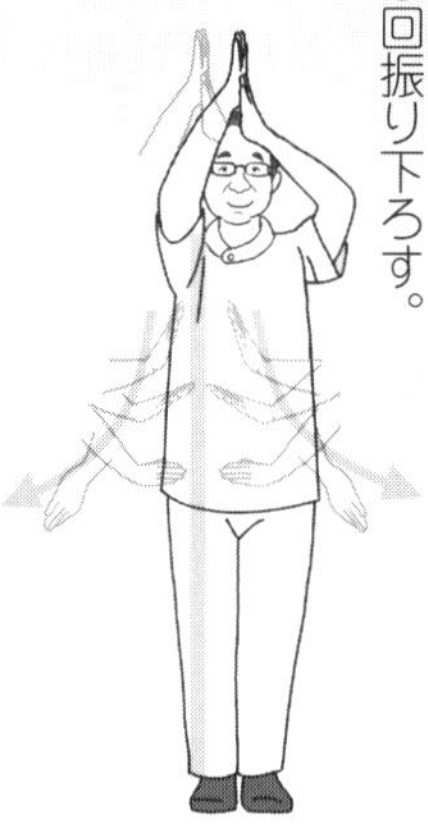

ハフリには三つの管を開く作用があり、開くと、天と地からのエネルギーが体に入ってくるのがわかる。特に天からのエネルギーは、光のシャワーのようにハフリを行う人、ハフリをかけられる人に降り注ぐ。

者さんは、心や体が軽くなる、半数の人は何か温かいものに包まれる感じがする、なかには膜のようなものが頭上から降り体全体を包み込むという人もいました。

どうやらハフリで周囲の空間が何かしら変化し、そのあと肉体に変化が起きることがわかってきました。私にも柔らかいベールのような膜がほっぺたをなでるように触れるため、こそばゆくなり、体も軽くなります。この膜は、物理学者のリサ・ランドールさんが提唱している五次元からきているものかもしれません。

ハフリは誰でもできます。ハフリで家庭内が驚くほど幸せになったとか、仕事が急に順調になったとか、さまざまな報告が寄せられているのは、本当にうれしいことです。私は、月に二度（1日と15日参り）小さな神社でハフリをしますが、神社の透き通ったエネル

［医学的検証］
実際、当院のスタッフに被験者になってもらい前頭前野の脳領域の血液量を測定する機械を頭部につけてレントゲン室に入ってもらいました。私がレントゲン室の外で中のスタッフにわからないようにハフリをすると、一分以内にスタッフの脳血流が増えました。スタッフを変えて同じことをしてみましたが、やはり前頭前野の脳血流は、ハフリの動作を始めると増加しました。
これは、ハフリの力は、鉛の遮蔽物（レントゲン室は鉛でできていてエックス線を通さない）さえも超えて人に影響を及ぼすことを示しています。どのような障害物があろうと確実に人に作用を及ぼすことがわかりました。
ハフリの効果は瞬時に起こるので、おそらく量子力学的な作用をするのではないかと考えています。ハフリの変化を眼ではなくハートで見ると目の前のかけられた人の姿、輪郭が、徐々にはっきりとしなくなり、ついには波や粒子、光に変わって消えていき、終わるころには、再び消えた人の姿が再生されています。すると、ほとんどの人は症状が消え、体が軽くなったり、温かくなったりします。何も感じない人もいますが、ハフリは、本人が気づかなくとも必ず良い変化を人に及ぼすので根気よく続けることが大切です。

ギーと一体になり、自分の中の穢れが消えていくように感じ本当に気持ちよくなります。人生観が一変してしまうほどの経験です。

ハフリをするコツは、痛みや症状、病気が消えることなどを何も期待しないことです。したい時に、したい人にかけます。しかも手や指先の動きだけに注意を払うと、余計なことを考えずにハフリを行えます。ハフリの瞬間から個人としての自分が消え始め、個人の意識よりもはるかに深いところにつながり始めます。そこには、一般的な思考や感情などが入り込む余地はなく、思考と思考のはざまには、ただひたすら、存在するという気づきだけが残ります。この状態は、般若心経の空の状態に近く、思考や感情が介在しないとき、人は根源とつながり、不可能が可能になるのを目のあたりにすることができるのです。ですが、もし、不可能を可能にしようとすると何も起こりません。

その後、私に送られてきたのが『人は岩戸ぞ、内に天照《あまてらす》在り』というメッセージでした。天の岩戸伝説を要約すると、怒った天照大御神様が、岩戸の中にお隠れになってしまったため世界は真っ暗闇になりました。困り果てた神々は、天照大御神様を岩戸から出せないものかと考え、岩戸の前で天宇受売命《あめのうずめのみこと》に舞を躍らせ、音楽を演奏させました。岩戸の外から聞こえる楽しげな声や笑い声を不思議に思った天照大御神様が岩戸をわずかに

岩戸開きの意味

① 岩戸は、自分は置かれた環境で受動的にしか生きていくことのできない"ただ"の人間に過ぎないという人間の思い込みや限界意識のこと。

② 岩戸とは、自分は他の人やこの世界に存在する自分以外のものと完全に分離した一個の人間にすぎないという分離意識のこと。

③ 今、まさに①や②に気づき、私たち一人一人が自らの岩戸を開く時がきた。

④ 限界意識や分離意識という岩戸を開けば、そこ、すなわち私たちの内側に天照大御神様がいる。

⑤ 内在神としての天照大御神様が、"人（気づいた時点で人は神人合一となる）"を介して、その力や働きを存分に発揮されることこそが、岩戸開きの本質である。

あけて外の様子を見ようとされたとき、天手力男命《あめのたぢからおのみこと》がその隙間に手を差込み全開させ、天照大御神様がお出になられ、また世界は光と明るさを取り戻したという話ですが、その真意がわかってきました。

人は本来、内に天照大御神が在り、これを人間意識（自分が単なる人間である意識）という岩戸が包み込んだ存在です。そのため、ほとんどの人は自分を単なる人間に過ぎないと思い込んでいます。天照という光は、岩戸＝人間意識の中に隠れているため、光としての働きができなかったのです。ところが、ハフリと岩戸開きにより、岩戸が開かれると、天照の光が現れ、無限界の中に生きることができるようになります。このような意識を持つと、人は神人合一を果たし、本来の役目を果たし始めるということです。こうした方法が近未来の医学の中心になるような気がしています。

岩戸開きと交叉法（ハフリの後に行う）

1【天を開く】

①胸の15㎝ほど前で手を合わせる（合掌）。

②合掌したまま手を頭の頭上高くまで上げる。そこで5、6秒静止。

③合掌していた手を親指側はくっつけたまま小指側を開き、手の平を前面に向けるようにし、天を開くように、手を円弧を描きながら水平になる位置まで降ろす。

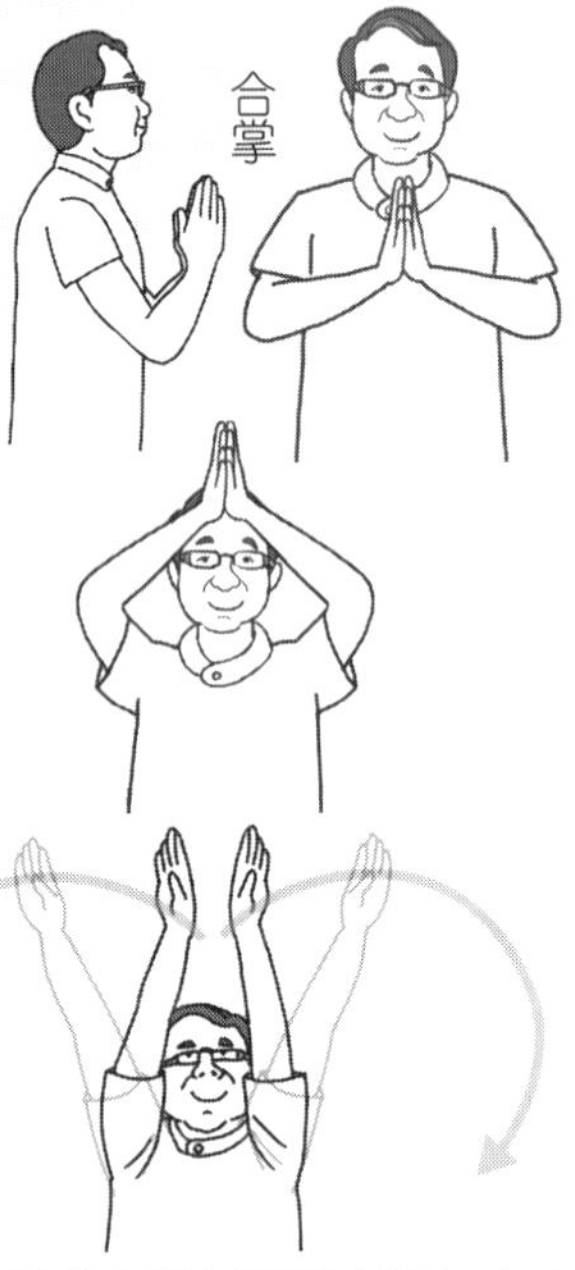

上げた両手の平を正面に向け、左右に円を描くようにように降ろす。

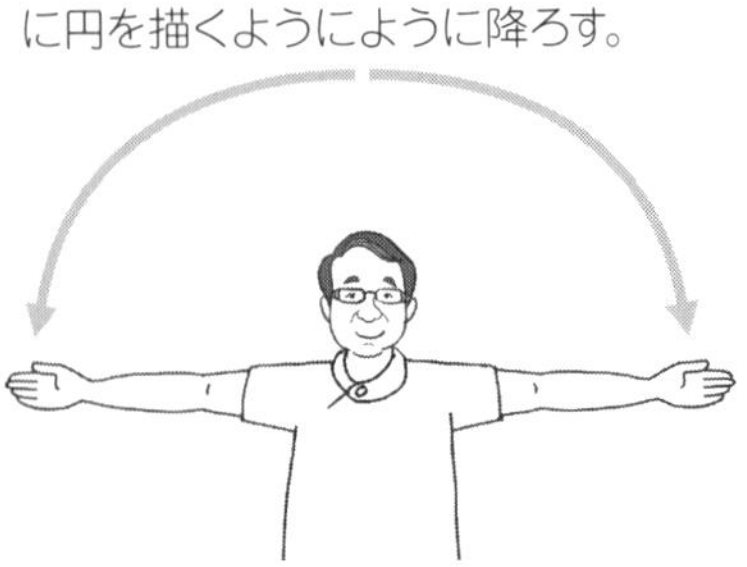

2【自分の岩戸を開く】

①体の正面、15㎝ほど前で両手を合掌（1の①）。

②両手を親指側はくっつけたまま小指側を開き手の平を前面に向けるようにする。

③まるで体の15㎝ほど前にある襖又はカーテンを中央から開くようなイメージで右手は右方向へ、左手は左方向に水平を保ちスライドさせる。

②③の動きを目、鼻、口、喉、胸の高さでそれぞれ行う。

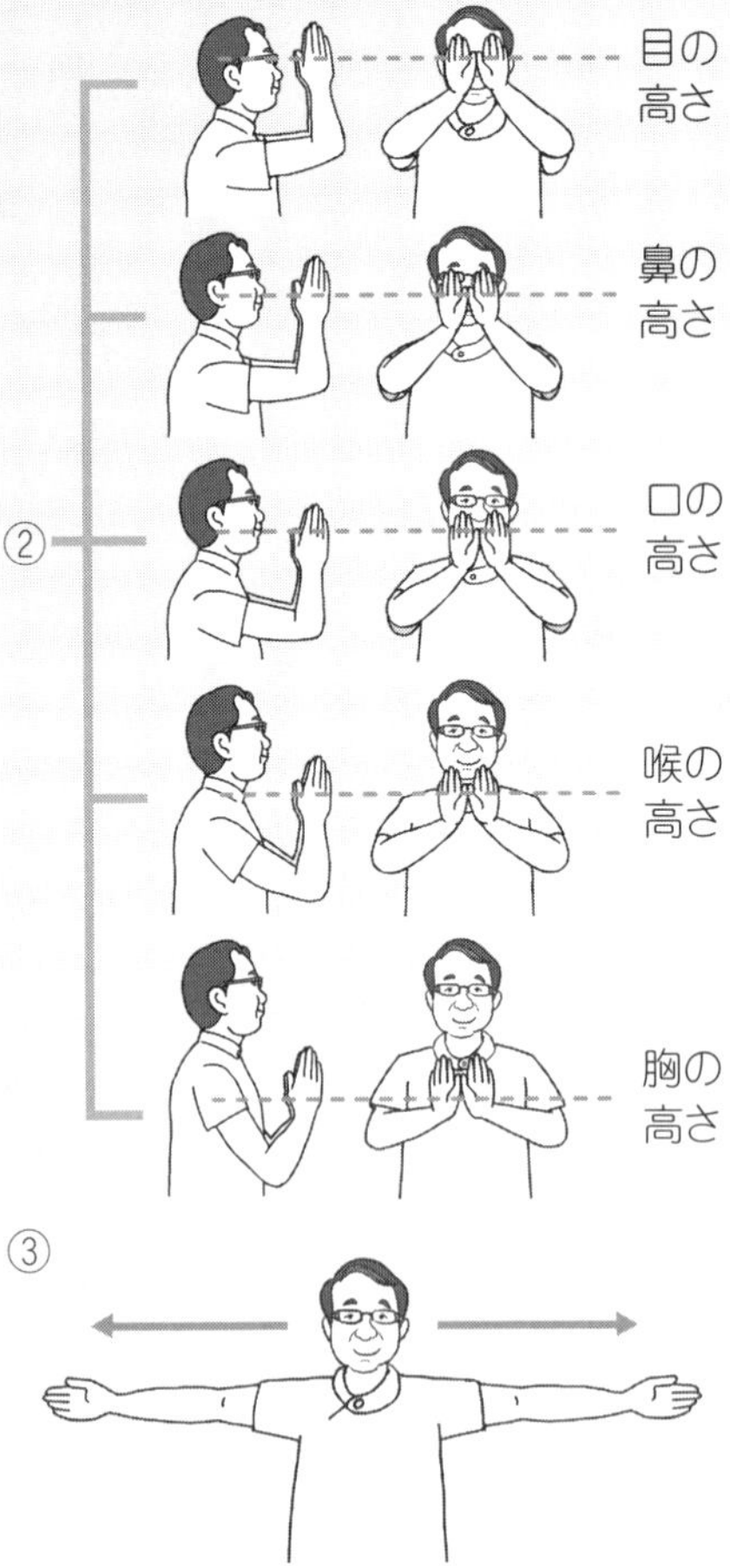

3［地を開く］

① 合掌した手を地球（足元）の方に向けて5、6秒した後、地面を両手で開くようにする。

② 上体を元に戻して、右手を天上から、左手は地上から胸の前に向かってゆっくり動かし体の前で合掌して終了。

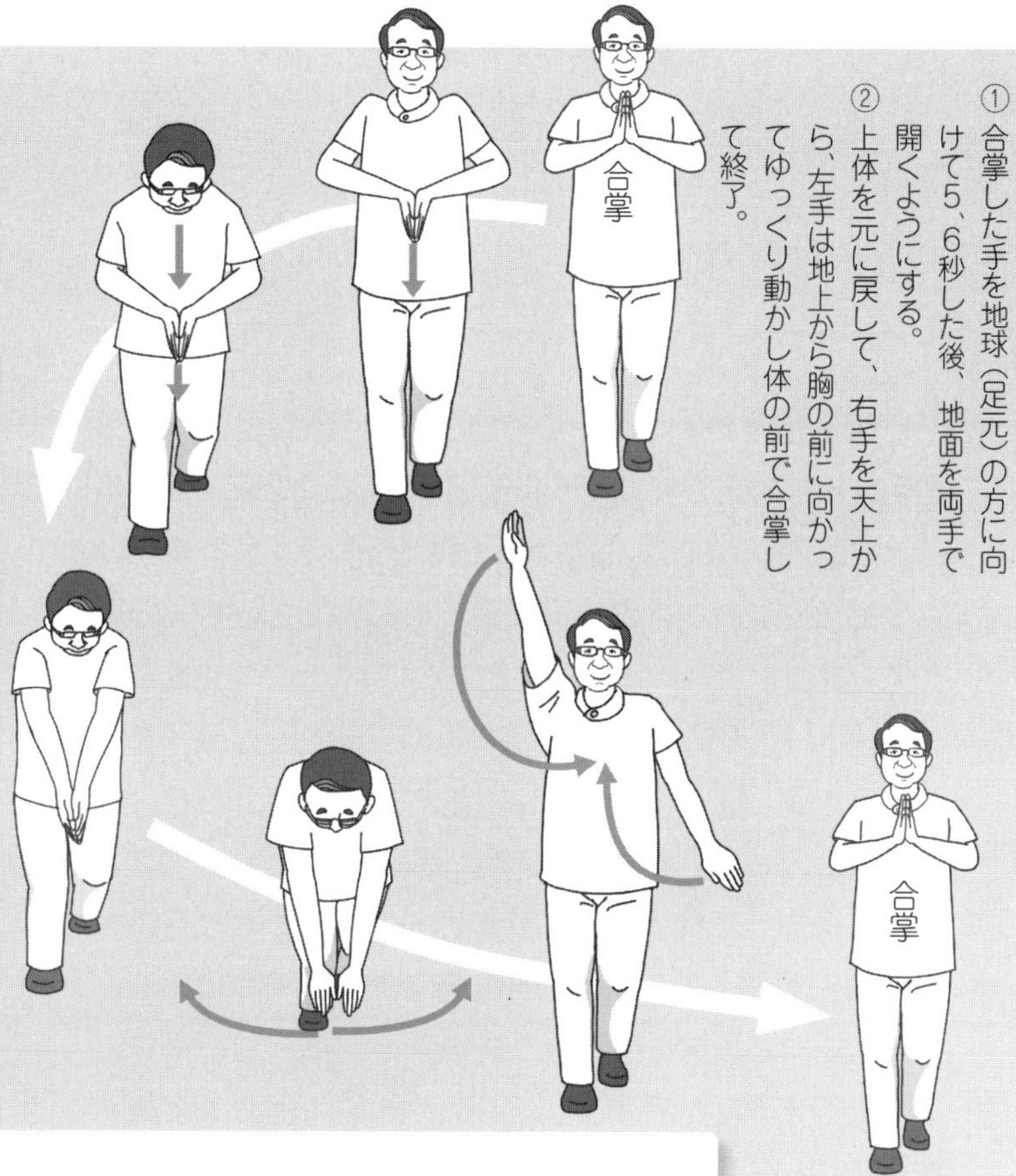

交叉法

左手で右足の足首をつかみ、右手で左足の足首をつかみ、あぐらをかく。交叉法を行うと、自分のエネルギー体が回転を始め、エネルギーが渦となり天や地にまで達する。これだけでも不快な症状が消えたり体は温かくなったりする。ハフリ、岩戸開きの後に行うと、現世に定着させる働きがある。症状がとれるような変化以上のことが起こり始める。

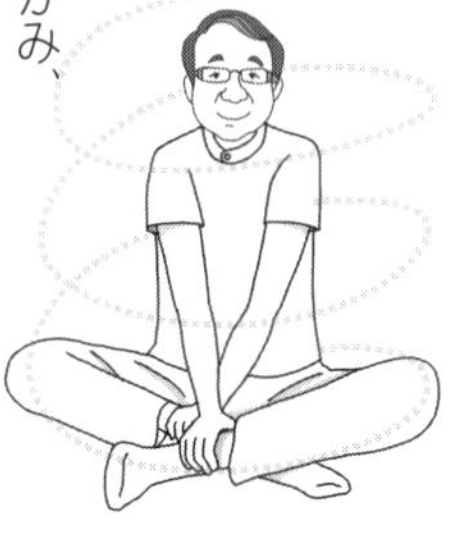

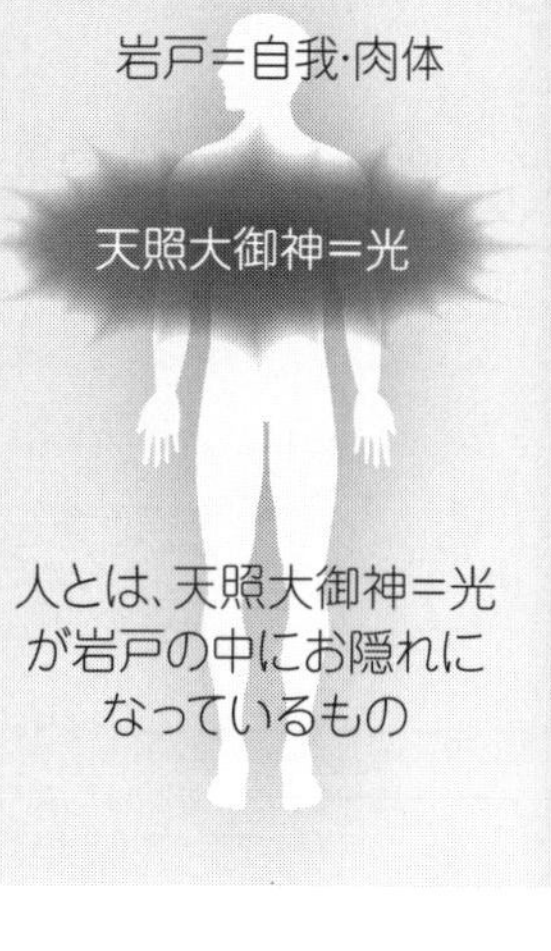

人とは、天照大御神＝光が岩戸の中にお隠れになっているもの

コラム

般若心経

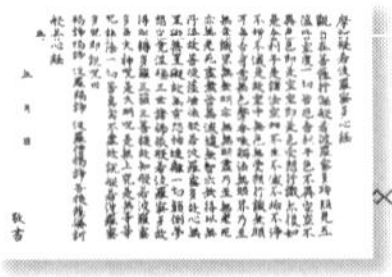

お釈迦様が説かれている般若心経の「色即是空、空即是色」は、万象万物すべてが元々一つのエネルギーであることを教えています。したがって見えるもの「色」も見えないもの「空」も本質は同じで、ただ、エネルギーの振動数（波動）が高いか低いかで、見えなかったり見えたりしているだけです。光や量子などのエネルギーが原子をつくり、さらに原子が分子化し、さまざまな形に化身し，すべてのものを産み出しています。その中身はみな同じで、人の生命もまた例外ではありません。人間も万象万物も観自在菩薩からみれば、この宇宙にたった一つのエネルギー、それも意識を持ったエネルギー＝生命です。あなたは私で万象万物は私です。これは、一見、生命や意識を持たないとみえる、道端の石ころでさえも私たちと同じもの、つまり意識を持った生命であるということです。

ハワイの幸せになる方法『ホ・オポノポノ』では、［すべてのものは、原子から生まれた兄弟姉妹ですから、手を合わせて「ありがとう」「ごめんなさい」「許してください」「愛しています」というと、万象万物に伝わっていく］と書かれています。表現こそ違いますが、ともに愛を育むコツや真理を伝えています。般若心経でも『ホ・オポノポノ』でも強いエネルギーとつながります。

丸山修寛

第6章

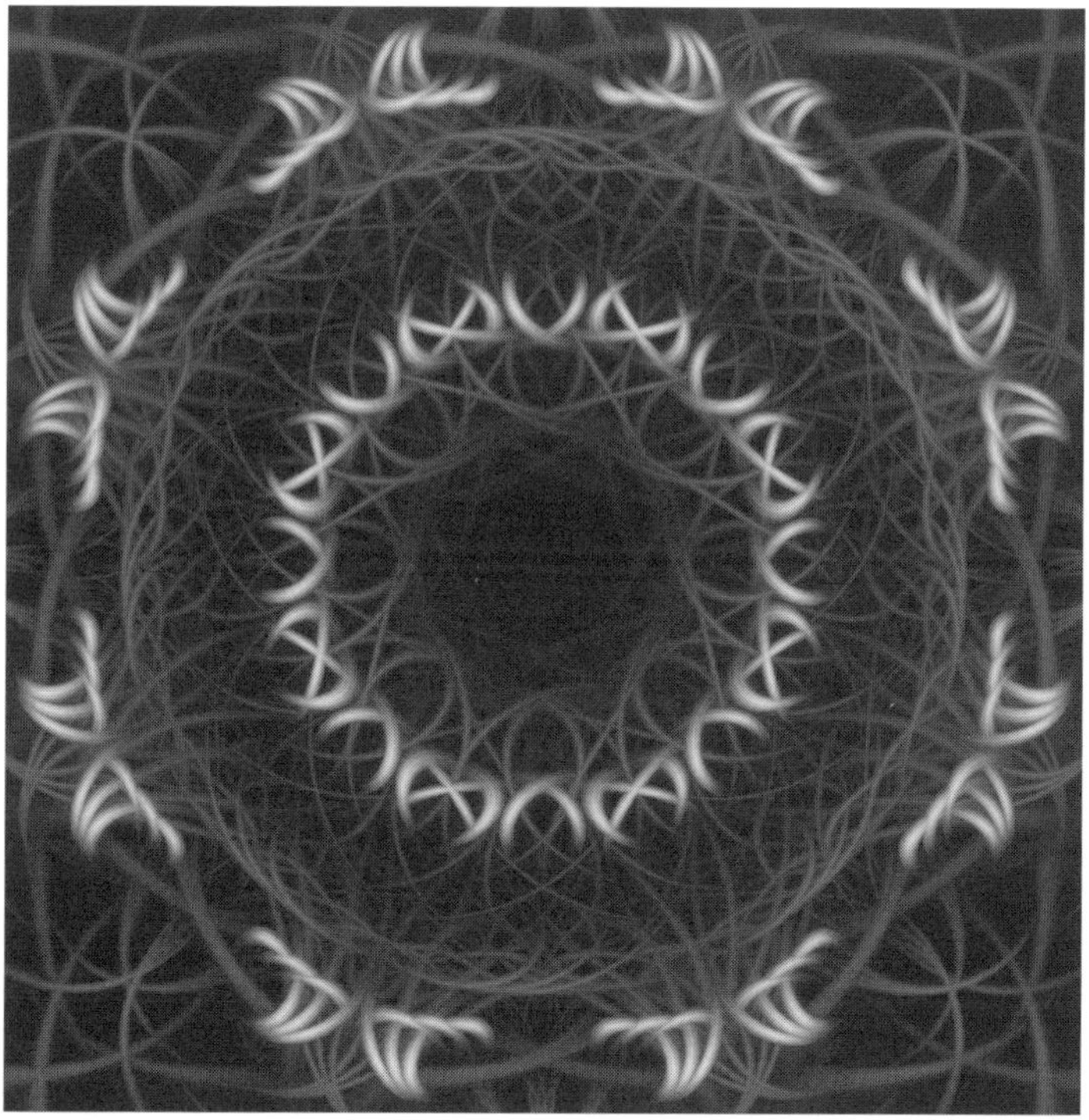

病とつきあう方法

病気にとらわれる必要はありません。
病気には生き方や考え方を
見直すための気づきがあります

病気を治すのは自分自身、医師は応援団

永野剛造

病気は偶然起こるものではありません。特定の人にだけ起こるものでもなく間違って起こったものでもなく、起こるべくして起こった必然のものです。

なぜ自分だけが病気になってしまったのだろうか、どうして病気になってしまったのだろうかと、悩んで自分を責めたり他人のせいにしてしまいがちです。

しかし病気は、人に生き方や生活習慣、考え方を改めるような示唆や何らかの気づきをもたらしてくれます。お金では買えない貴重な気づきを手に入れることができます。

病気になると、お医者さんに治してもらいたいと考えますが、それは間違いです。お医者さんは人を創造したわけではありません。勉強を積み重ねて医学部に入り、体や病気の知識を学んできただけです。症状を改善するための外科手術の技法、症状を抑える薬（化学薬剤）の知識は得ていますが、根本的に病気を治すことはできません。薬を使えば副作用もあり手術をしても決して元の状態には戻せません。

しかし、知識があるので診断をすることはできます（ときに間違うことはありますが）。

知識によってがんになった患者さんの余命までも宣告してしまいます。人間は、見えない生命エネルギーによって生かされているのですから、遺された命まではっきりと宣告することはできないはずです。現実に、余命宣告以上に長生きをした患者さんはたくさんいますし、宣告しなければもっと長生きできたのかもしれません。何しろマイナスの感情がエネルギーを低下させるのですから。

医学部でもっと学んでほしいのは、薬の知識でも手術の技術でもなく、人間の体に備わっている自然治癒力や免疫力、そして心です。

病気を治す最高の治療は、血液の中に組み込まれています。それが、免疫力を担っている白血球です。白血球の仲間であるリンパ球も顆粒球も単球（マクロファージ）もそれぞれの役割を担当し活躍しています。

体の中に最高の治療法があることを本能から知っている野生の動物たちは、体の仕組みを活かして病気を治そうとしています。自然界には診断や治療をするお医者さんはいませんから、動物たちは病気になると、まったく食べ物を食べなくなる、動かない、発熱することで体を回復させようとします。

食べ物をとると、体中の血液が消化をするために胃や腸に集まりますが、食べないことで体の損傷した部位に血液を循環させています。発熱によって免疫細胞たちを活性化させ、働きを強め、損傷部分から細菌が体内へ侵入するのを防いでいます。そして、あとは動かないで眠ることで、分泌される修復ホルモンを使って、傷を癒しています。

それでも治らないときには、動物たちは自然界にある癒しの力をうまく活用していきます。本能による不思議な行動によって、高い効能を持つ温泉、ミネラルが豊富な土、未知の薬草などを見つけて活用しています。そのおかげで人間にも有用な作用のあるさまざまなものが見つかっています。

人間も野生の動物たちと同じ本能を持っているはずです。

しかし、お医者さんや薬に頼るばかりになり、本能を活用せず、自然治癒力を忘れてしまっています。

人間の本能がもっとよみがえれば、体をおびやかす危険な薬剤や食品添加物などはとらなくなり、自分自身にもっとも適合する効果的なものを選び、自然界ともうまくつきあうことができるでしょう。

患者さんの中には、感性が豊かで治療法によってエネルギーが上がると、その治療法が必要なくなったことを敏感に感じる人がいます。体を汚すもの、不必要なものを取り除いた生活をしていくと、どうやら人間も本能が目覚めてくるようです。

お医者さんにできることは、病気になった原因を患者さんと一緒に考え「気づき」を与えて、その状況から抜け出すお手伝いです。お手伝いをするには、副作用のある薬剤を使うことはできません。エネルギーを低下させる抗がん剤を使うことをすすめることはできません。使ってしまうと、患者さんの自然治癒力を損なわせてしまうからです。

お医者さんは、患者さんにはエネルギーを下げるような言葉を使わないで、患者さん自らが病気を治そうと奮起を促す、応援団であることを心がけなければなりません。

人生には、つらいこと、苦しいこと、悲しいこと、楽しいこと、うれしいこと、いろいろあります。病気になったからこそ一日一日を懸命に「生きる」ことの尊さ、素晴らしさをいっそう理解できるのです。

人間の病気の原因には、暴飲暴食、過労、睡眠不足、過剰なストレス、夜型の生活といった自分自身を大事にしない、自然の法則からかけ離れた生活習慣や、人間を中心に考えた汚染、電磁波などの環境問題があります。

自分の体はもちろん、心までも大切にすることが、他人や地球を大事にすることにつながると思います。

病気のない世界のための俯瞰《ふかん》法

丸山修寛

以前から、薬を使わないで人を治す方法を研究してきましたが、2～3年ほど前から、意識を使って人を治す方法を診療に用いるようになりました。簡単な症状なら数秒で消すことができます。

方法は簡単です。『今、この瞬間、すべてが完全な形で表れている』と心で思うだけなのです。ただ、このとき、頭で考えるのではなく、意識を自分の胸の中央あたりに持っていってから『今、この瞬間、すべてが完全な形で表れている』と思うことです。

たとえば、自分の目の前に頭が痛いと訴えている人がいて、それを診察室で見ている自分がいます。この瞬間、このシーンは、すでに完成されたジグソーパズルのようなものので、変えるべきことは何もなく、そのままありのままでいいとハートで思うだけで、瞬時にその人の頭痛が消えます。重要なことは、うまくいっても自分が相手の人の頭の痛みを消したと決して思わないことです。そうではなく、自分は目の前の人の頭の痛みが消えるというシーンの単なる目撃者にすぎないという意識を持つことです。自分が治したという意識が潜在的にあると、その意識がそのシーンの完全性を傷つけ、その結果、次に行うときには、変化が起きなくなるからです。

この方法は、腰痛、頭痛などの痛みだけでなく、心の問題も消すことができます。ただし、自分自身の問題や症状を消すことは、自我が介入しやすいので難しいのです。

それよりも奇跡が起こる可能性があるのは、空から、または、天から自分自身と自分のそばにいる人や物の状態を観る（意識を使って物を知る）俯瞰法です。

普段、私たちは大地に降り立ったコンドルのように木々や狭い範囲の大地を見ることはできますが、森や遠くの大地までは見ることはできません。ところがコンドルが大空に飛び上がると、上空から下界の木々の様子や川の流れ、他の動物たちの様子をさまざまな角度や距離から見ることができるように、意識を、空や天、つまり肉体の中から外に置くと、自分や自分を取り巻く世界を肉体の中にのみ意識をおいた場合よりも、正確に、かつ、広角で観ることができるようになります。

診察中に患者さんを見るのではなく、患者さんと自分、そして自分たちがいる場所まで意識を使って見ていくと、それまで見えなかったものが見えてきます。

私の場合は、患者さんの悪いところを透視するレベルが明らかに上がります。俯瞰しただけで症状が消えてしまう人もいます。意識を使った治療法はおもしろいのです。

俯瞰法は別のたとえ方をすると、劇の主人公でありながら同時にその劇を観客席から見ている脚本家の視点で物事を見ていくことです。自分が主人公であっても登場人物の一人にすぎないため、自分の姿も含めて劇全体を見渡すことはできません。せいぜい見ることができるのは一部の共演者の動きだけです。

ところが、劇の外にいて脚本家のように劇全体を見渡すことができれば、劇そのものをよりはっきりと見ることができます。そして、上演中の劇が未熟であれば脚本家として劇を書きかえることもできるのです。これが俯瞰法の醍醐味なのです。

劇の中の登場人物の自分には、自分と自分以外の登場人物（共演者）や舞台という区分がはっきりとしています。自分、自分以外の全てのものという区分（分離）は、健康と病気、富と貧しさ、美と醜さ、善と悪、光と影など、私たちが生活するこの三次元世界の基本的な考え方になっています（これをこの世界の二元性と呼ぶ）。

しかし、観客席にいる脚本家は、劇に出ている登場人物である自分とそれ以外の共演者を分離して見ることはなく、登場人物と舞台を一つにひっくるめたものとして見ています。観るものと観られるものが一つになる。そこには、劇の中の主人公の私とそれ以外のものという分離、すなわち二元性が存在していません。劇の中の単なる主人公から、脚本家の視点に移ることにより、プラスやマイナスという二元性を超えた視点（陰と陽を超えた視点）を得ることができます。

これはまさしく愛だと思います。なぜ、人を治すためにこのような視点が必要なのかは、今は、明確に答えることはできません。ただいえることは、この世界は二元性を超えた愛が本質であるため、俯瞰法を知ることは、とても重要なのです。

診察中、患者さんを見て診察する自分と、その様子を遠くから見ているもう一つの意識。この二つの意識を同時に持つことで、目の前の現実が変わります。急に、症状が消えてしまいます。これは、病気治しだけに限ったことではありません。不都合な事態が起きたときでも、当事者という視点だけでなく、その事態全体を見渡せる視点を持っていると、人生の窮地を乗り越えやすくなります。

宇宙全体に愛を注いでいる、大いなる無限界意識の自分（個人を超えた意識を持って観る者）がいます。そしてもう一方で、その愛を存分に享受する自分（個人としての視点を持つ者）がいます。ただそれだけで、自分が気づこうが気づくまいが、新たな次元の中に存在しています。そのとき、奇跡が起こる可能性が始まるのです。

永野式正しいプラス思考のすすめ

永野剛造

どんなときでもプラス思考をとることができると、人生は変わっていきます。

しかし、プラス思考がどんなにいいとわかっていても、そう簡単にはできません。そこで、「永野式のプラス思考は、まず第一にプラスの行動をとることを最優先しています。

感情に負けてしまった経験は誰にでもあるはずです。

たとえば、子供がだだをこねてまったくいうことを聞かなくてイラッとしてヒステリックに叱った経験。会社で部下がどうしようもない失敗をしでかして怒鳴った経験。

感情と思考は瞬間的にほぼ同時に起こり感情が先行します。マイナス感情に思考がリンクし、マイナス行動をしてしまうのが宿命的なマイナスパターンです。

感情に負けて怒鳴った瞬間、思考はマイナス感情に支配されているのです。

感情はいちばん強く、思考よりも優越する関係にあるので感情に思考は巻き込まれやすいのです。これを「感情脳の支配の法則」といいます。

感情に支配されないためには感情と思考を切り離し、感情に思考が巻き込まれないように、永野式は「行動」を中心に考えます。

もし、がんになり余命6カ月と宣言されたら、がん＝死のイメージがあり、やがて死ぬことになるかもしれないというマイナス感情は止められません。がんになったら治せない、抗がん剤治療の副作用が怖いなどのマイナス感情を思考でコントロールするよりも、その対処はプラスの行動をとって、プラス思考を実践することがいちばんです。

どんなにマイナス感情があろうとも、がんは熱に弱い、がんをつくったのは自分自身、自分の体にはがんの特効薬である免疫力があると、温泉や熱刺激療法、鍼灸治療などのプラスの行動をしてしまえば、それはプラス思考になります。

「とにかくどんなときにもプラス行動をする」という意識を持ち続けることが大事です。マイナス感情の渦巻く世界にこの柱をうち立て、ひたすら実行しようとする目的意識が脳を支配するようになり、枝葉末節なことにはあまり感情は動かなくなります。

さらに、人に迷惑をかけたり傷つけたりする悪いものでなければ何でもかまわないので、生きるための人生の目的を持ち、一途に徹すると人生の柱が立ち、他のプラス波動と共鳴して道が開けていきます。

しかし、プラス思考にもさまざまな道があります。がんと診断されていてもがんもどきと思い込ませ、自分に都合よく考えたり納得させたりするプラス思考もあります。

本当の正しいプラス思考は道徳的にも正しく、そして人のために役立つという考え方こそが王道のプラス思考です。王道を歩んでいる人は、地に足が着いた歩みを行っているので矛盾点はそれほどありません。矛盾があれば自分で修正できます。

がんと宣告を受けても、自分自身のこれまでの生活を見つめ直し、改善を始めることができます。お医者さんに泣きついても治せないことを冷静に判断し、治療法のメリット、デメリットを考えて自分自身にあった治療法を選択することができます。何のために生きるのか、生きる意味を見いだしプラス思考を貫く決意ができます。

どんな人にも正しい心と邪悪な心（邪心・邪気）が共存しています。何かが起こると、私たちは良い面と悪い面の両方を考えて判断をしているはずです。問題は両者のバランスです。邪悪な心が強いと、正しいプラス思考をさせないようエネルギーを奪うので一時的にはうまくいっても最終的には失敗に終わることがほとんどです。目的のあるプラス思考なら、欲と感情の脇道に入っても「これは間違っているのでは」と反省し、すぐ気がついて元の王道に引き返せます。悪があるから善がわかるのです。王道の生き方は必ず幸せになる道を開いてくれます。

王道のプラス思考

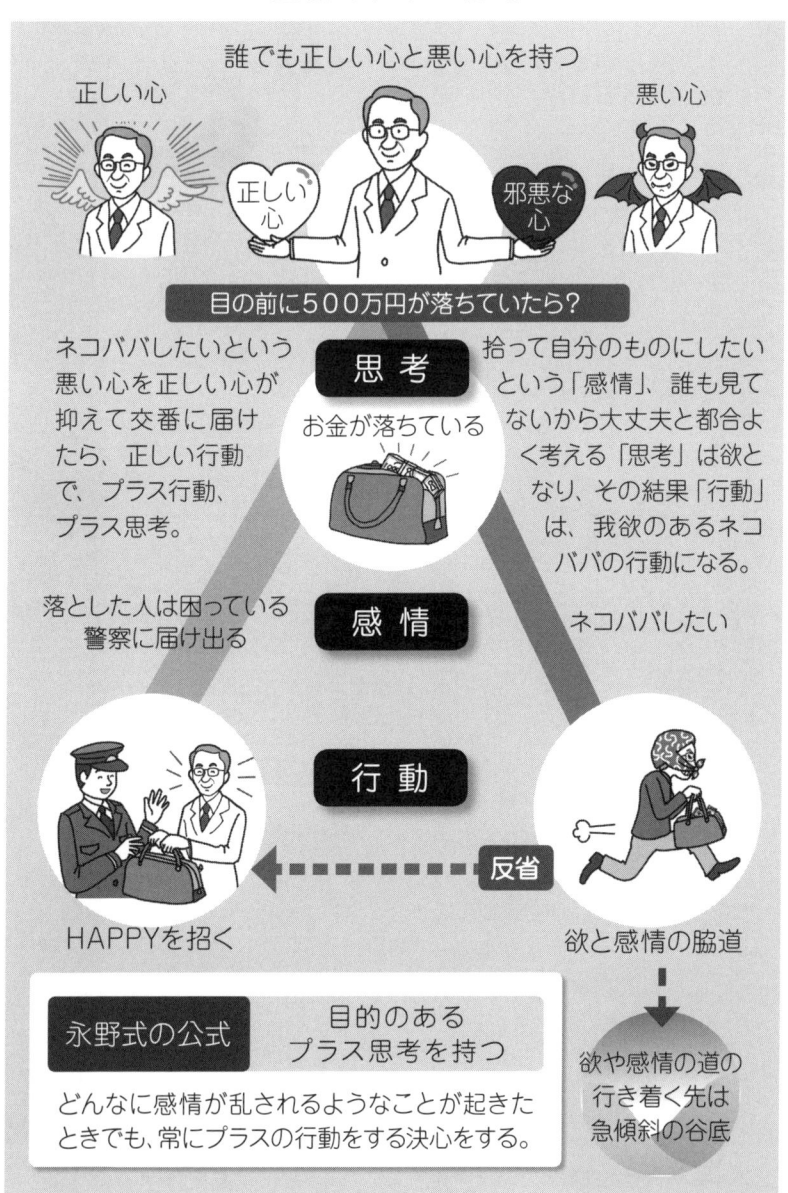

誰でも正しい心と悪い心を持つ
正しい心
悪い心
正しい心
邪悪な心
目の前に500万円が落ちていたら?
ネコババしたいという悪い心を正しい心が抑えて交番に届けたら、正しい行動で、プラス行動、プラス思考。
思考
お金が落ちている
拾って自分のものにしたいという「感情」、誰も見てないから大丈夫と都合よく考える「思考」は欲となり、その結果「行動」は、我欲のあるネコババの行動になる。
落とした人は困っている
警察に届け出る
感情
ネコババしたい
行動
反省
HAPPYを招く
欲と感情の脇道
永野式の公式
目的のある
プラス思考を持つ
どんなに感情が乱されるようなことが起きたときでも、常にプラスの行動をする決心をする。
欲や感情の道の
行き着く先は
急傾斜の谷底

無限の自己とつながる

丸山修寛

2014年12月、ニューヨークタイムズ誌やアマゾンでベストセラーとなった『喜びから人生を生きる!―臨死体験が教えてくれたこと』(ナチュラルスピリット刊)の著者アニータ・ムアジャーニさんの講演会を聴きにいきました。彼女は、末期がんに侵され臓器の活動が停止した昏睡状態の中、臨死体験を経て目覚めた後、すべてのがんが消えていた奇跡を世界中の人々へ伝える活動をしています。

なぜ、ムアジャーニさんが臨死体験を経て奇跡的な生還を果たしたのかというと、彼女が永遠で無限な存在である自分とつながった結果なのです。

私たちも彼女と同じように無限の自己とつながることができます。それも日常生活の中で可能なのです。無限の自己とつながると、あらゆることが可能になり始めます。

私は診察中に無限の自己とつながることで、簡単な症状なら患者さんに手も触れないで治すことができます。私が治すというより、無限の自己が治していくのをみるという表現のほうが正確ですが……。

たとえば、関節リウマチの患者さんが、今日も痛みがある足を引きずってこられましたが、ものの数分で痛みが消え、普通の状態になり歩いて帰られました。また、頭痛やめまい、吐き気、かゆみ、息切れなどを訴えて来られた患者さんも、私が手を触れることなく、数分で治るか、症状が軽くなります。繰り返しになりますが、このとき、私が治すのではなく無限の自己が治すので、まず間違いは起こりません。たとえそのとき、良くならなくても時間が経つと症状が消える場合もあります。このように無限の自己とつながると、本当に驚くような奇跡が当たり前のように起こってきます。

無限の自己とつながるには、ハフリのような方法もありますが、それ以外にも優れた方法があります。

それは、フランク・キンズロー博士（カイロプラクティク医、聴覚障害者の教師、臨床スピリチュアル・カウンセリング医）のQE（クオンタム・エントレイメント）という方法です。この方法は、簡単にいうと、私たちを通常の意識から無意識の最も奥底にある純粋な気づき（アニータ・ムアジャーニさんが到達した無限の自己がある層）に誘導する方法です。具体的には、左の人差し指の先端と右の人差し指の先端に同時に意識を集中させます。こうすることで、思考の働きが消え、思考を超えた存在である本来の自分＝無限の自分にアクセスできます。すると、自分や患者さんを包み込んでいて生命にエネルギーや情報を供給する空間（生命空間）が変化し、その中で私たちの体や心は、あっという間に、最も調和のとれた状態に変容します。気づいてみると、それまであった症状や、場合によっては関節の腫れなどが消えてしまう場合があります。

がんの患者さんにＱＥをすると、体のだるさがとれ背筋が伸び、息がしやすくなり、数週間すると、がんそのものが消えたということまで起こります。もちろん、ハフリとＱＥを同時にすると、さらに大きな変化が起こります。

なぜ、このような奇跡が起こるのでしょうか。

それはＱＥやハフリが、現代医学が見逃している人体の外側の空間（生命空間）に作用し、空間の異常を取り除くためです。

人体の外側は、一見すると何もないと思われますが、この空っぽに見える生命空間には生命エネルギーの元になるものが充満しています。人体の外側の空間に異常が起きると、人体は生命エネルギーを受け取ることができないため、生命エネルギーそのものが枯渇していきます。

そうなると、人は病気になるか、急激に老化することになります。ＱＥやハフリで空間そのものの異常を治すことで、人体は、生命エネルギーを得て再び活気と健康を取り戻すのです。実際のところ、生命はオーラで見られるように、人体の外側にまで広がっています。この外側だと思っている部分、生命空間にこそ現代医学では治せない病気を治す秘密があったのです。

アトピー性皮膚炎は、人体の外側にある生命空間の異常で起こる病気です。もし皮膚の外側の空間が、煙突から出る黒い煙のようなものでいっぱいになっていたら、皮膚はすすだらけになります。アトピー性皮膚炎は黒煙の代わりに、皮膚に炎症を起こさせるようなある種の汚れたエネルギーが充満していると考えられます。その結果、皮膚が炎症を起こしてアトピー性皮膚炎が起きてくるのです。

したがって、アトピー性皮膚炎の治療としては、皮膚や内臓にアプローチする方法も必要かもしれませんが、もう一つ、この生命空間にアプローチする方法が必要かもしれません。この空間をキレイな状態に戻す方法は、ＱＥやハフリのような意識の状態を変えることによって、空間を浄化する方法です。アトピー性皮膚炎の患者さんに行うと、瞬時にほとんどの患者さんのかゆみが減り、赤みさえも減る場合があります。今後も多くのアトピー性皮膚炎の患者さんに、この方法を伝え完治に導いていくつもりです。

コラム

身口意三業

「　口　」も濁れば「愚痴」になる
「意志」も濁れば「意地」になる
「　徳　」も濁れば「　毒　」になる

『正法眼蔵』洗浄より

この言葉は、日頃から自分にいい聞かせている言葉です。

濁った心は、すべてのものをまったく別のものに変えてしまいます。口の濁りは愚痴に、意志の濁りは意地に、徳の濁りは毒に。心の中に嫉妬や欲がなければ愚痴になりません。自分本位を捨て周囲のことを考えれば意地にはならず強い意志に、毒になるような嫌なことも自らすすんで引き受ければ徳になります。

言葉や行為は本来清らかで純粋なもののはずです。見栄や作為、不平や不満、嫉妬や欲といったマイナスの心を持って何かを行うと、いつの間にか私たちの言葉や行為は濁ってしまうのです。

医師が患者さんの健康を考えないときには、天からいただいた「才」は「罪」に、「医師」は「意地」を張った治療家になることもあり得るでしょう。「得」を求めすぎると、「毒」を持った人になります。

澄むと濁るには、大きな違いが生じてしまいます。ですから何事もすべて感謝と喜びで行うことが大事です。

永野剛造

おわりに

結果が出る「常識を超えた治療法」

病気になって通ってみなければわからないのがクリニックです。

病院で検査をすることなど滅多にない私ですが、エネルギー治療の実態をつかむために編集部を代表して2人の先生をお訪ねしました。

永野医院には、難治性の脱毛症、アトピー性皮膚炎、がんなどの難病の患者さん、セカンドオピニオンとして意見を聞きたい、副作用のない薬剤で治療したい、自分の自然治癒力で病気を治したいという思いのある患者さんが中心です。

波動測定器アキュプロVで測定すると、エネルギーはもちろんですが、患者さんの心の状態、服用している薬剤や健康食品との相性までわかってしまいます。

他院での検査データが少し位悪くても「大丈夫だよ。波動水で良くなるから」という永野先生の言葉で、患者さんはせきをきったようにこれまでの思いを話し始めます。1000円（消費税別）の診察費で、ここまで丁寧に患者さんの話を聞いて経営は大丈夫なのだろうかと、心配してしまいます。

一方、丸山アレルギークリニックでは、待合室に100人以上の患者さんが待っています。診療時間は約3分間、患者さんが丸山先生の話のすべてを理解しているわけではありません。患者さんは、先生の言葉に信頼を抱き、素直に治療に取り組んでいます。ここでは医学の知識も健康情報も必要ありません。先生が開発した手づくりのさまざまな治療グッズを患者さんに貸し出してくれます。たくさんの患者さんを、立ったままで診続け、優雅な踊りのようなハフリをする先生に一瞬戸惑いを感じてしまいます。

今回、私は、丸山先生の診察（第三の目）を受けて膵臓がんらしきものが発見されました。検査結果での血糖値は400㎎／dl、糖尿病です。丸山先生の人柄をまったく知らなかった私は、猜疑心100％。診察室でハフリをしてもらい、「背中の痛みはとっておいたから」といわれました。そういわれても今まで背中に痛みを感じたことはありませんでした。1週間もしないうちに背中を激痛が襲い、先生の言葉はこのことだったのかと実感しました。膵臓がんに確実な治療法はありません。がんの宣告が、これほどまでに死を意識するものなのかと患者さんの気持ちがわかりました。処方された漢方も連番での処方ではなく治りにくいことも推察できました。お医者さんに治してもらおうと考えていた自分にも気づきました。診察の際、丸山先生からいただいた「願いが叶う三角錐」をすぐさま組み立て、一つには「がんを自分で治した」、もう一つには「本当のことを知りました」と書きました。そして翌日、たくさんのゴミを川に流す夢を見ました。ゴミの中からオレンジ色の小さなヘビが逃げ出しましたが、ゴミは渦を巻き白い魔物となって流れていきました。

ハフリを「ありがとうございます。愛しています」と実践し続けていくと、神そのものである自分の体を大事にすることもなく、大好きな甘いものばかりを食べ続けてきたことが申し訳なく涙があふれてきました。守護神の姿も見えました。夢の中で亡くなった母がいいものがあると何かを持ってきてくれました。翌日、ある健康食品と出会い、とり続けて半年、今では、血糖値156㎎／dlの数値を除いて、すべて異常無しの結果です。永野先生には、たびたび波動バッチ療法で心の問題を解消していただいたり、健康食品が自分の体のエネルギーを高めるかどうかを測定したりしていただきました。

お二人の先生との出会いのおかげで「今」があると深く感謝しています。

病気で悩まれているすべての患者さんが、先生方の治療法と出会い、一日も早く治癒に向かわれることを心から願っています。

編集担当　竹内れいこ

用語解説

第三の目　簡単にいうと五感を超えた「超感覚センサー」。眉間の上に位置するチャクラで、直観や叡智、現実世界と見えない世界のゲートの役割を持ち、第六感などサイキック能力にかかわりがある。

チャクラ　古代インドで使われていたサンスクリット語で〝車輪の意味を持つ。骨の底部から頭頂部にかけて7つあり、時計回りに車輪のように回っていて、気のエネルギーを取り込み、各チャクラに対応する心や体の部位に働きかけている。

生命エネルギー　生命体に生命活動を行うために与えるパワー。宇宙に存在する根源的なエネルギー。気のこと。「気」は一般的に見えないが感じる人が多い。その人特有のエネルギーはオーラと同じ。

波動　波動は量子力学の世界。すべてのものは原子の集まり。原子は「原子核」と「電子」とからなり、原子は電子の「数」の違いだけである。原子より小さい世界は、粒子性（物質の性質）と波動性（状態の性質）を併せ持つ特殊な存在、「量子」の世界。電子は「物質」ではなくて「状態」で、波のような「波動性」を持つ。その波はすべてのものにあり、意識、意志、感覚や感情、すべての情報を含んでいる。

生命空間　生命にエネルギーや情報を供給する人体の外側にある空間。一見すると何もないと思われる人体の外側には、生命エネルギーの元になるものが充満している。

生体電流　人間の体に流れているごく微弱な電気。生体電流は生命活動にかかわり人間が生きていくうえで欠かすことのできないもの。正常な状態では、細胞の内側にマイナスイオン、外側にはプラスイオンが存在し体の内側と外側のバランスを保っている。

神聖図形　神聖なる意味を持った幾何学の形やパターン。宇宙そのもの、あらゆる森羅万象の元となるパターンであり、宇宙の共通言語、光であり真理である、宇宙のエネルギーと調和、同調しているため、バランスを整え、調和に導くといわれている。神聖幾何学といえばドランヴァロ・メルキゼデク氏の書いた「フラワーオブライフ」が有名。

電場と磁場

電気のある空間（場所）を電場（電界）という。電圧差が生じることで発生し、コンセントにプラグが差し込まれた家電製品には、電源スイッチがオンになっていなくても100ボルトの電圧がかかっており、その周りには電界が発生している。空に雷雲があれば、雷雲と地面との間に電界が生じる。静電気の発生も電界によって生じる。磁気のある空間（場所）を磁場（磁界）という。磁界は電気が流れることで発生する。家電製品はスイッチがオンになって初めて磁界が発生する（待機電力が必要な製品はスイッチをオンにしなくても若干の磁界は発生している）。

バッチフラワーレメディ

1930年代にイギリス人の医師エドワード・バッチ博士によって開発された自然療法。病の本質は心のマイナス感情にあり、その感情が心を乱した結果、肉体に異常が起きると考えて、野生の花や草木の持つ力（フラワーエッセンス）を活用して心に働きかけて解決するエネルギー療法。70年以上もの間、世界60カ国以上で医師や看護師、獣医師などにも使われている。ネガティブな感情の指標には38種類のバッチフラワーレメディがある。

QE（クオンタムエントレイメント）

日本語の訳は、量子的同調。フランク・キンズロー博士によって開発されたヒーリング法。すべての存在と波動の根源にある「純粋な気づき（ユーフィーリング）」によって、調和と秩序が生まれ、瞬間にヒーリングが起こる。純粋な気づきは、いわゆる「空」「無限の可能性」。実体のない「何か」が、思考も感情も肉体もすべてを創造している。

主要参考文献一覧

・ 永野剛造著『免疫力をぐんぐん高める気の医療　エネルギー医学で病気を治す』（コスモの本）

・ 日下史章、上村普一、永野剛造共著『磁気治療が好き　心にも体にも優しい免疫力も高まるエネルギー療法』（コスモの本）

・ 安保徹、福田稔、永野剛造共著『非常識の医学が病を治す』（実業之日本社）

・ リチャード・ガーバー（著）、Richard Gerber（原著）、上野圭一（翻訳）、真鍋太史郎（翻訳）『バイブレーショナル・メディスン　いのちを癒す＜エネルギー医学＞の全体像』（日本教文社）

・ 丸山修寛著『500年の時を経てついに明かされたダ・ヴィンチの秘密』（幻冬舎ルネッサンス）

・ 丸山修寛著『クリスタル音叉癒しの響き』CDブック　（マキノ出版）

・ 丸山修寛著『貼ればすぐ効く！奇跡のマンダラシール―医師発見！色と図形の神秘のパワーでつらい症状を一掃！』（マキノ出版）

・ 丸山修寛著『アトピーのルーツを断つ!!』（ホノカ社）

・ 船瀬俊介著『ホットカーペットでガンになる』（五月書房）

・ アニータ・ムアジャーニ著　奥野節子訳『喜びから人生を生きる』（ナチュラルスピリット）

著者プロフィール

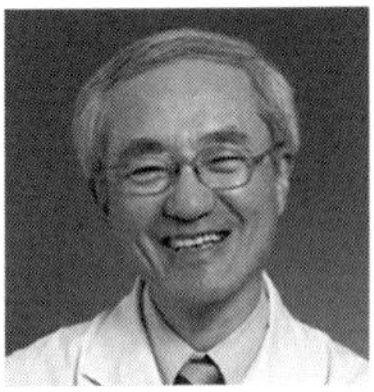

永野剛造（ながのごうぞう）

1950年東京都生まれ。永野医院院長。医学博士。日本自律神経免疫治療研究会会長。1975年東京慈恵会医科大学医学部卒業。1977年同大学麻酔科入局。1984年富士中央病院麻酔科部長。1987年東京慈恵会医科大学皮膚科入局。1992年永野医院を開業し現在に至る。エネルギー測定を自分なりに工夫し患者さんのエネルギーを測定できるようにし、円形脱毛やアトピー性皮膚炎、脳梗塞の後遺症などに自律神経免疫療法、波動療法、交流磁気療法、頭皮針療法、熱刺激療法などのエネルギー療法、独自の思考法、サプリメントなど、さまざまなエネルギー医学を実践し、治療実績をあげている。

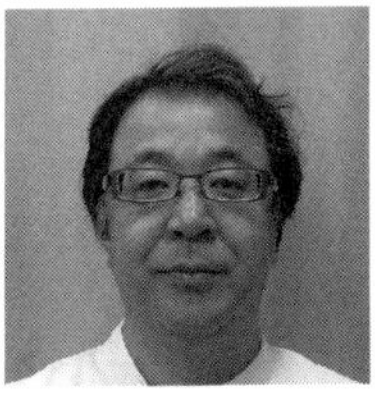

丸山修寛（まるやまのぶひろ）

1958年兵庫県生まれ。医療法人社団丸山アレルギークリニック理事長。医学博士。1984年山形大学医学部卒業。東北大学病院第一内科勤務、1997年仙台徳州会病院を経て、1998年宮城県仙台市に丸山アレルギークリニック（アレルギー科・呼吸器科・循環器科・リウマチ科・糖尿病科・自律神経失調症科）を開院。東洋医学と西洋医学に、波動や音叉療法、ビタミン療法、カラーセラピー、音楽療法、レーザー療法、交流磁気療法、遠赤外線療法などの最先端医療を積極的にとり入れ治療を行う。電磁波を有益なものに変える炭コイル、電磁波除去シート、電気コンセントを使い電子を還元する電気コンセント療法、地磁気を補うチップやシートなど、治療のためのグッズを開発している。

病気《びょうき》は治《なお》ったもの勝《が》ち!

副作用《ふくさよう》ゼロのエネルギー医学《いがく》

2015年10月15日　第1刷発行

2018年6月20日　第3刷発行

著　者　永野剛造《ながのごうぞう》
丸山修寛《まるやまのぶひろ》

発行者　岡村静夫《おかむらしずお》

発行所　株式会社《かぶしきがいしゃ》 静風社《せいふうしゃ》

〒101-0061 東京都千代田区三崎町2丁目20-7-904

電話:03-6261-2661　FAX:03-6261-2660

http://www.seifusha.co.jp/

協　力　プラス・レイ株式会社

カバーデザイン　有限会社オカムラ

本文・デザイン　岩田智美

イラスト　MSデザイン　山口ヒロフミ

印刷/製本所　シナノ書籍印刷株式会社

ISBN978-4-9907537-6-4

Printed in Japan